집중력 순발력이 좋아지는 1분 습관

두뇌 스트레칭

365

퀴즈 일력

최은경·김지영·i

KB220810

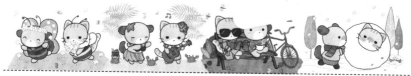

어썸그레이
AWESOMEGREY

집중력 순발력이 좋아지는 1분 습관
두뇌 스트레칭 365 퀴즈 일력

1판 1쇄 발행 2024년 10월 21일

지은이 | 최은경, 김지영, 신민수
발행인 | 신현숙

디자인 | EHSOO design studio 김태수
일러스트 | 김지원

인쇄 · 제본 | 선경프린테크

펴낸곳 | 어썸그레이
주소 | 경기도 김포시 김포한강4로420-30, 1304
등록 | 2023년 12월 12일 제409-2023-000102호
이메일 | awesomegrey@naver.com

ISBN 979-11-988953-0-1

저자

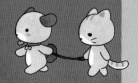

최은경

상상을 현실로 만들어내는 '최강창작소' 대표이자, 33년차 방송작가. 재미와 감동과 쓸모가 있는 콘텐츠를 좋아하고, 죽을 때까지 즐겁게 일하고 싶은 천상 작가. KBS에서 〈아침마당〉 금요일 방송 제작에 참여하고 있으며, KBS 〈체험! 삶의 현장〉, 〈평창 동계올림픽 성공 기원을 위한 K-POP 페스티벌〉, 〈월드 글로벌 콘서트 IN 마닐라〉 외 다수, MBC 〈주병진 쇼〉 외 다수, MBN 〈보이스트롯〉, 〈보이스킹〉, 〈트롯파이터〉, 〈라스트 싱어〉 외 다수 프로그램 제작에 참여했다.

김지영

계속 하면 결국 네가 쓰고 싶은 글을 쓸 수 있을 거라는 선배 작가님의 말을 되새기곤 한다. 아무도 상처받지 않고 즐기는 방송을 만들고 싶다. KBS 〈아침마당〉, 〈다큐온〉, MBC 〈다큐프라임〉, 〈14F〉, JTBC 〈세 개의 전쟁〉, SBS 〈모닝와이드〉 등에 참여했다.

신민수

KBS 〈아침마당〉 '행복한 금요일 쌍쌍파티'를 함께 만들고 있다. 출연자와 시청자, 제작진이 웃고 즐거워할 때 보람을 느낀다. 다양한 사람들의 희로애락을 따뜻하게 전하고 웃음이 가득한 세상을 만들고 싶은 작가이다.

18. 19
19. ♥(11)+◆(3)=14
20. 죽는 날, 부끄럼이, 잎새, 바람, 별, 죽어가는 것, 길, 별, 바람
21. 일편단심(一片丹心)
22. 십중팔구(十中八九)
23. 금상첨화(錦上添花)
24. 부지기수(不知其數)

법	일	열	수
하	천	기	서
만	지	복	인
부	사	행	성

25. 언 발에 오줌 누기
26. 사시사철
27. 2
28. 우왕자왕(右往左往)
29. 막상막하(莫上莫下)
30. 역지사지(易地思之)

12월

1. 진료실, 처방전, 청진기, 간호사
2. 떡 줄 사람은 생각도 안 하는데 김칫국부터 마신다.
3. 두 근
4. 감개무량(感慨無量)
5. 자수성가(自手成家)
6. 김치찌개→개구리→리더→더위→위성→성균관→관세청
7. 희로애락(喜怒哀樂)

은	정	황	희
대	마	로	승
지	애	프	환
락	공	소	앤

8. 불로장생(不老長生)

9. 할인쿠폰
10. 개선장군(凱旋將軍)
11. 나무
12. 목도리
13. 다다익선(多多益善)
14. 화룡점정(畫龍點睛)
15. 237, 386, 426

237	485	281	557
386	346	426	821
845	435	237	386
724	621	715	426

16. 피겨스케이팅
17. 온도계(수은주)
18. 뛰는 놈 위에 나는 놈 있다.
19. 무소식이 희소식이다.
20. 박
21. 난형난제(難兄難弟)
22. 평안감사도 저 싫으면 그만이다.
23. 호랑이도 제 말하면 온다.
24. 산타
25. 루돌프, 눈사람, 징글벨

머	루	편	역	사	운
산	돌	명	람	이	콩
양	프	사	징	시	나
않	눈	글	송	글	물
지	북	상	하	우	벨

26. 순망치한(脣亡齒寒)
27. 자업자득(自業自得)
28. 엄동설한(嚴冬雪寒)
29. 산전수전(山戰水戰)
30. 백발백중(百發百中)
31. 헬렌 켈러

추천의 말

장민욱 (뇌비게이션 신경과 원장)

2024년 7월 10일, 대한민국의 65세 이상 인구가 1,000만 명을 넘어섰습니다. 초고령사회를 목전에 둔 지금 노화를 늦추고 건강하게 장수하는 비결이 대한민국의 큰 과제라 할 수 있습니다. 그중 가장 어려운 과제가 바로 '뇌를 건강하게 유지하는 것'입니다. 암을 정복하고, 인공관절 및 인공장기가 개발되는 등 날로 발전하는 의료기술 덕분에 수명이 연장되고 있지만, 뇌졸중이나 치매, 파킨슨병 같은 질병으로 망가진 뇌신경세포를 되돌리는 의학적 기술은 아직 전무한 실정이기 때문입니다.

단순한 수명이 아니라 '건강수명'을 연장하기 위해서는 뇌의 노화가 시작되는 20대부터 뇌 건강을 지키는 생활습관을 만들어야 합니다. 성인이 된 이후에는 뇌가 퇴행된다고 알려져 있었으나, 최근 연구를 통해 뇌를 지속적으로 자극함으로써 새로운 신경세포의 분화를 촉진시키고 신경세포들 사이의 연결망을 더욱 촘촘하게 만들 수 있다는 점이 밝혀졌습니다.

즉 나이가 들어도 노력에 따라 뇌를 젊게 유지할 수 있다는 의미지요. 에어로빅을 통해 신체를 단련해두면 노년기의 근력 저하나 관절 문제를 예방할 수 있듯이 즐거운 뇌로빅(뇌+에어로빅)을 통해 뇌신경세포의 기초체력을 매일 길러준다면 노화를 예방하고 100세까지 건강한 뇌를 유지할 수 있을 것입니다.

이런 뇌로빅의 핵심은 '스트레스를 줄이고 즐겁게 뇌를 쓰는 것'인데, 〈아침마당〉의 '두뇌 장수 퀴즈' 코너는 뇌의 여러 부위를 자극하여 뇌로빅을 실천하는 데 도움이 되는 대표적인 뇌 건강 프로그램이라 생각합니다. 그래서 프로그램의 노하우가 담긴 《두뇌 스트레칭 365》를 보자마자 '이거다!' 싶었습니다. '매일 즐겁게 뇌를 자극한다'는 핵심에 딱 맞았거든요.

인	새	옹	사
고	락	필	생
대	귀	결	자
정	살	신	성

11. 가랑비에 옷 젖는 줄 모른다.
12. 속수무책(束手無策)
13. 첨성대, 불국사, 석굴암

첨	하	겨	나	석
둥	성	등	경	굴
결	오	대	차	암
세	불	국	사	부
상	가	은	인	낮

14. 감, 은행, 토마토, 홍합, 고구마, 배추, 과메기
15. 기타→타조→조각상→상장→장학금→금지옥엽
16. 소금구이
17. 바나나킥
18. 군계일학(群鷄一鶴)
19. 감나무 밑에 누워 홍시 떨어지기만을 기다린다.
20. 랜드마크
21. 소풍
22. 의기양양(意氣揚揚)
23. 고진감래(苦盡甘來)
24. 물구나무
25. 126, 363, 542

126	542	297	363
198	636	429	621
531	435	838	542
762	363	126	911

26. 개똥도 약에 쓰려면 없다.
27. 안빈낙도(安貧樂道)
28. 장마, 공부, 공룡, 지팡이, 부엉이, 어항, 소방차, 오징어, 사탕, 방망이 등.
29. 약육강식(弱肉强食)
30. 밤
31. 애지중지(愛之重之)

11월

1. 안전띠, 과속금지, 차로준수, 졸음쉼터
2. 불
3. 김장
4. 추풍낙엽(秋風落葉)
5. 그림의 떡, 쑥떡쑥떡, 헐레벌떡
6. 코알라→라디오→오징어→어부지리→리모컨→컨디션
7. 마카롱, 케이크, 탕후루

완	마	겨	래	석
경	다	카	경	멜
애	챗	크	롱	탕
사	이	사	프	후
케	쓰	수	잎	루

8. 망운지정(望雲之情)
9. 마이동풍(馬耳東風)
10. 관객, 고기, 나눔, 내년, 먹물, 인연, 얼음, 바보, 방법, 사슴, 매미, 대답 등.
11. 장수
12. 213, 281, 486

213	529	281	517
486	312	537	621
629	435	879	486
281	724	312	213

13. 마른하늘에 날벼락 맞는다.
14. 단도직입(單刀直入)
15. 새 발의 피
16. 눈 가리고 아웅한다.
17. 닭

예를 들어 초성을 이용한 속담 퀴즈는 언어적 추론 능력을 키울 수 있어 좌측 전두엽의 발달에 도움이 되고, 그림이나 빙고판을 이용한 퀴즈는 시각적 구성 능력과 함께 두정엽과 후두엽을 자극시킬 수 있습니다. 단어 연상 퀴즈는 상상력과 기억력, 그리고 실행능력을 동원해야 하니 전두엽, 측두엽, 두정엽을 고루 발달시킬 수 있겠고요.

일주일 바짝 강도 높게 운동하고 마는 것보다 일 년에 걸쳐 조금씩 매일 하는 것이 우리 몸에 더 좋듯, 뇌도 마찬가지입니다. 하루 몇 분씩이지만 1년 내내 할 수 있다면, 우리 뇌의 기초체력을 올릴 뿐 아니라 치매 예방에도 큰 도움이 될 것입니다.

30. 운동
31. 옆구리, 하와이, 방부제

각	옆	이	탄	방
불	와	구	눌	부
하	명	은	리	제
큰	서	테	생	종
좌	콩	운	라	만

9월

1. 양궁
2. 시내버스
3. 천고마비(天高馬肥)
4. 고추장, 초고추장
5. 대기만성(大器晚成)

챗	마	카	조
대	기	만	성
오	타	면	로
일	심	잘	법

6. 유람선→선인장→장난감→감기→기술→
   술레잡기
7. 바
8. 각골난망(刻骨難忘)
9. 장영실, 적외선, 주유소, 중앙선, 자연산,
   자오선, 자외선, 자의식, 죄의식, 장우산 등.
10. 내 코가 석 자
11. 고추잠자리
12. 새옹지마(塞翁之馬)
13. 놀이
14. 바가지
15. 돌다리도 두드려 보고 건너라.
16. 우물 안 개구리
17. 비몽사몽(非夢似夢)
18. 제기차기
19. 베이징, 카이로, 프라하

카	나	리	복	어	베
세	이	심	사	이	사
어	트	로	징	송	탕
불	프	라	하	베	이
울	듯	곡	렌	드	용

20. 세, 지, 휴
21. 폭풍전야
22. 낫 놓고 기역자도 모른다.
23. 대중교통
24. 23, 32, 92

21	32	28	92	54
23	52	11	19	32
62	72	92	29	48
13	53	23	37	99

25. 마스크, 두루미, 해바라기, 두더지, 도토리,
    타이어, 기차, 버스, 등.
26. 손 안 대고 코 풀기
27. 구사일생(九死一生)
28. 애지중지(愛之重之)
29. 21그루
30. ÷, +

10월

1. 한가위
2. 속리산, 남산, 북한산, 한라산, 오대산
3. 등산화, 물, 간식, 방석, 배터리
4. 안전벨트
5. 밑 빠진 독에 물 붓기
6. 보름달
7. 공소시효
8. 은행나무
9. 감, 고드름, 잠수, 구름, 음표, 섬, 침대, 임
   금님, 금메달, 검사 등.
10. 사필귀정(事必歸正)

추천의 말

기훈석 (《아침마당》 담당 PD)

KBS의 대표 프로그램 중 하나인 《아침마당》. 매주 금요일은 '행복한 금요일 쌍쌍파티'라는 제목으로 시청자들을 만나고 있습니다. 쌍쌍파티는 노래 대결 '쌍쌍노래방', 사연 대결 '마당 톡톡톡', 퀴즈 대결 '두뇌장수 퀴즈퀴즈' 이렇게 총 3개의 대결 코너로 구성되어 있습니다.

내로라하는 연예인들이 노래 대결에서 승리하기 위해 방송 한 달 전부터 노래를 연습하고, 사연 대결에서 우승하기 위해 언론에도 공개하지 않은 자신의 이야기를 제작진에게 털어놓습니다. 하지만 막상 방송이 시작되면, 이들이 가장 열의를 보이는 코너는 바로 '퀴즈 대결'입니다.

세상에서 가장 뜨거운 전화는? -화상전화
어르신들이 가장 좋아하는 폭포는? -나이아가라(나이야가라) 폭포
초성이 ㅂㅅㅎㅇㅈ인 노래는? -봉선화연정

매일 노래방을 찾아 연습할 필요도, 내밀한 자신의 사연을 공개할 필요도 없는 간단한 퀴즈에 출연자들이 이토록 열광하는 이유는 무엇일까요? "팍팍한 세상에서 문제를 풀며 웃으니 즐겁다.", "두뇌장수라는 이름처럼 머리를 쓰니 젊어지는 느낌이다." 각자의 설명은 다 다르지만 공통점이 하나 있죠. "퀴즈를 풀면 즐겁고, 젊어진다"는 것입니다.

유명 연예인들도 감탄하는 퀴즈를 매주 빚어내는 《아침마당》 작가진. 대한민국 최고의 퀴즈 작가진이 방송에 다 내지 못한 퀴즈 종합선물세트를 만들었습니다. 여러분도 방송에 나오는 출연자들처럼 퀴즈를 풀며 하루를 유쾌하게, 평생을 젊게 사시기를 바랍니다. 강력 추천합니다!

17. 다이어트
18. 2,500
19. 불
20. 여드름, 콩자반, 수족관

표	티	여	나	복
불	와	앗	드	갑
콩	자	반	들	름
큰	서	호	작	친
윤	가	수	족	관

21. 일거양득(一擧兩得)
22. 냉방중, 냉동고, 빙하시대
23. 일취월장(日就月將)
24. 주름
25. 용호상박(龍虎相搏)
26. 참치마요
27. 바람
28. 승승장구(乘勝長驅)
29. 귀염둥이
30. 복날
31. 모래성, 파라솔, 수영, 튜브

8월
1. 열 번 찍어 안 넘어가는 나무 없다.
2. 회자정리(會者定離)
3. 용두사미(龍頭蛇尾)
4. 팥빙수
5. 대
6. 대의명분(大義名分)

술	희	수	분
고	로	명	일
정	의	중	다
대	락	상	프

7. 사과, 사람, 세면대, 새우, 소라, 수건, 스키, 시계, 스케치북, 사랑, 사슴 등.
8. 남의 떡이 커 보인다.
9. 삼복더위
10. 박쥐
11. 크리스마스→스마일→일러스트→트로트 →트럭→럭비공
12. 110
13. 원숭이, 겨울잠, 잠자리

역	지	바	소	동
풍	원	겨	울	잠
무	숭	앗	복	자
사	이	통	름	리
전	홍	상	작	정

14. 청렴결백
15. 3,917
16. 솜사탕→탕수육→육개장→장마→마이크 →크레파스
17. 견물생심(見物生心)
18. 파인애플
19. 35, 43, 72

29	35	43	72	19
49	34	84	63	91
26	58	72	35	94
38	24	87	43	54

20. 고래 싸움에 새우 등 터진다.
21. 121, 169, 225, 289, 361
22. 심사숙고(深思熟考)
23. 각
24. 가랑이, 구렁이, 가랑엿, 가랑잎, 그리움, 거래액, 골리앗, 고려인, 관리인 등.
25. 소 잃고 외양간 고친다.
26. 비일비재(非一非再)
27. 유구무언(有口無言)
28. 나이, 파티, 케이크, 선물
29. 바퀴벌레

추천의 말

김수찬 (가수, 〈아침마당〉 금요일 MC)

습관이란 인간으로 하여금 그 어떤 일도 할 수 있게 만들어준다고 합니다. 사소한 일이어도 꾸준히 하는 습관이 만들어지면 쌓이고 쌓여 우리 인생을 변화시킨다는 말이죠. 사실 우린 매일 많은 일상을 습관처럼 하고 있습니다. 하지만 아마도……나쁜 습관이 더 많을지도 모르지요. ^^
이참에, 우리 건강을 위해 좋은 습관 하나 만들어볼까요? 아침에 일어나자마자 핸드폰으로 SNS를 확인하는 것 대신, 퀴즈 한 문제 풀기! 1분 또는 2분, 3분 시간을 정해놓고 풀면 은근 집중하게 됩니다. 하나 풀고 다음 문제, 또 그다음 문제까지 계속 풀게 되는 중독성도 있습니다. 이게 뭐라고!
가족 혹은 친구들과 퀴즈 대결을 해도 재밌습니다. 명절날 온 가족이 모여 각자 핸드폰 보는 모습, 너무 익숙하죠? 퀴즈 대결로 간식 내기를 해 보세요. 잠깐이라도 함께 집중할 수 있는 시간이 될 거예요. 강! 추!

김재원 (아나운서, 〈아침마당〉 MC)

오래 건강하고 행복하게 살기 위해 누구나 평생 공부해야 하는 시대죠. 하지만 공부라고 해서 책 읽기나 외국어만이 정답은 아니라 생각합니다. 머리를 써서 내 미래를 준비하는 모든 활동이 공부인 거죠. 매일 1분씩 빈칸을 채우고 단어를 만드는 재밌는 활동으로 내 노후가 건강하고 행복해질 수 있으니 이 책에도 공부가 있습니다.
부모님이 살아계셨더라면 이 책을 선물했을 텐데.

6월

1. 구급차, 방화복, 소방관
2. 말 한마디에 천 냥 빚 갚는다.
3. 청산유수(靑山流水)
4. 12, 56, 63

43	65	58	99	12
63	81	56	38	53
78	68	57	51	23
33	12	37	63	73
92	19	17	56	91

5. 유비무환(有備無患)
6. 장미→미안→안하무인→인내심→심미안→안전→전래동화
7. "오늘 하루도 할 수 있다. 파이팅!"
8. 1-빨주노초파남보/2-도레미파솔라시/3-월화수목금토일/4-일이삼사오육칠
9. 이순신 장군, 안중근 의사
10. 첩첩산중(疊疊山中)
11. 복
12. 빛 좋은 개살구
13. 꼬리가 길면 밟힌다.
14. 감언이설(甘言利說)
15. 금의환향(錦衣還鄉)

기	금	돌	감
난	의	메	일
총	환	상	수
예	향	감	이

16. 판다, 낙타, 젖소, 고릴라, 코끼리
17. 내리사랑, 효자
18. 일소일소일노일로(一笑一少一怒一老)
19. 초지일관(初志一貫)
20. 비올라
21. 세 살 버릇 여든까지 간다.
22. 괜찮아, 괜찮아, 다 괜찮아.
23. 바늘구멍으로 하늘 보기
24. 깜짝, 꼬리, 두꺼비, 도깨비, 조끼, 고깔, 까치, 어깨, 꼬끼오, 꾸러미, 등.
25. 아빠, 뼈, 예쁘다, 제빵사, 빵, 빨리, 뿌리, 나쁘다, 기쁨, 빼다, 뿔, 빨래 등.
26. 기린, 오랑우탄, 치타, 코뿔소, 독수리
27. 돌하르방, 용두암, 오름, 한라산, 해녀, 정방폭포, 감수광
28. 우산→산낙지→지렁이→이구아나→나팔→팔도강산
29. 분골쇄신(粉骨碎身)
30. 수

7월

1. 이상고온
2. 싱크대, 냉장고, 수세미, 그릇
3. 일일삼추(一日三秋)
4. 장유유서(長幼有序)
5. 좌불안석(坐不安席)
6. 백지장도 맞들면 낫다.
7. 설상가상(雪上加霜)

개	다	나	설
난	간	상	일
조	가	곡	수
상	활	하	주

8. 나비→비행기→기침→침대→대나무→무릎
9. 공
10. 냉방비, 난방비
11. 튤립, 놀이터, 타박타박, 타조, 태극기, 손톱, 트럭, 튀김, 테이프, 턱 등.
12. 빈 수레가 요란하다.
13. 사탕
14. 수박, 신호등, 사과, 우체통
15. 열 손가락 깨물어 안 아픈 손가락 없다.
16. 제철과일

프롤로그

"〈아침마당〉 행복한 금요일 쌍쌍파티"
작가진이 뭉쳤다
방송에서 못다 한 두뇌 퀴즈 대 방출!!

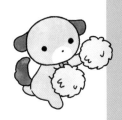

자주 깜빡깜빡하신다고요? 집중력이 떨어져 고민이시라고요?
중앙치매센터에서 발표한 '대한민국 치매현황 2022'에 따르면 전체 치매
환자 97만 명 중 '초로기 치매'라고 불리는 65세 미만 치매환자는 약 8만
명으로 전체의 9%를 차지한다고 합니다.
이제 치매는 더 이상 노년만의 질병이 아닙니다. 백세시대인 요즘! 나이
를 떠나 건강한 삶은 모두의 관심사다 싶어요.

〈아침마당〉 행복한 금요일 쌍쌍파티 코너를 촬영할 때 가수, 배우, 코미
디언 등 다양한 출연자들이 유독 과몰입하는 코너가 있는데요. 그게 바
로 퀴즈랍니다. 다들 입을 모아, "퀴즈를 푸는 깨알 재미도 있고, 스스로
뇌를 테스트해보는 계기도 되어 유익하다"고 해요.

그래서 내친김에 "뇌 이놈 게 섰거라!" 하며 손주부터 할아버지, 할머니
까지 누구나 도전할 수 있고 가볍게 즐길 수 있는 속담, 고사성어, 일상
단어, 사칙연산 등 다채로운 퀴즈들을 모은, 《두뇌 스트레칭 365 퀴즈 일
력》을 준비했습니다!

4. 수학여행
5. 우공이산(愚公移山)
6. 봄
7. 꿩 먹고 알 먹고.
8. 로봇, 동물
9. 민
10. 두 다리가 의사
11. 파죽지세(破竹之勢)
12. 삼고초려(三顧草廬)
13. 하룻강아지 범 무서운 줄 모른다.
14. 울며 겨자 먹기
15. 산 넘어 산이다.
16. 가로-불철주야(不撤晝夜), 세로-유야무야(有耶無耶)
17. 보기 좋은 떡이 먹기도 좋다.
18. 동고동락(同苦同樂)
19. 선견지명(先見之明)
20. 계란으로 바위 치기
21. 누워서 침 뱉기
22. 싱글벙글
23. 선생님, 국회의원, 변호사, 방송작가, 경찰
24. 축구
25. 한강, 낙동강, 한탄강, 금강, 소양강
26. 25, 47, 83

83	76	57	77	47
92	21	26	83	32
62	43	47	66	44
56	45	59	38	25
25	20	24	73	81

27. 홍익인간(弘益人間)
28. 가로-십시일반(十匙一飯), 세로-십년감수(十年減壽)
29. 배보다 배꼽이 더 크다.
30. 강

5월
1. 최저임금
2. 장미, 나팔꽃, 진달래, 카네이션, 튤립
3. 남녀노소(男女老少)
4. 호미로 막을 것을 가래로 막는다.
5. 장난감, 놀이동산, 5월, 어린이
6. 콘서트, 카메라, 팬클럽, 마이크
7. 가화만사성
8. 키워 주셔서 감사합니다. 사랑해요!
9. 콩 심은 데 콩 나고 팥 심은 데 팥 난다.
10. 산채비빔밥
11. 스위스→스리랑카→카자흐스탄→탄자니아→아랍에미리트
12. 김밥
13. 휴대전화
14. 갑론을박(甲論乙駁)
15. 마음, 어버이, 보답, 은혜
16. 방탄소년단, 트와이스, 세븐틴, 뉴진스, 제로베이스원
17. 호랑이→이발소→소방차→차선책→책벌레→레몬그라스
18. 전대미문(前代未聞)
19. 쑥떡, 오이, 나뭇잎, 잔디밭
20. 소개팅
21. 백년가약(百年佳約)
22. 모나리자
23. 박수 세 번 짝짝짝!
24. 하늘의 별 따기
25. 문전성시(門前成市)
26. 양배추, 상추, 오이, 감자, 호박
27. 이, 유, 악
28. 국거리, 개구리, 고구려, 갑각류, 견과류, 감귤류, 귀고리, 금가루, 공격력, 고금리 등.
29. 일
30. 달력
31. 15

오랜 습관이 병을 부르기도 내 몸에 약이 되기도 하고, 사소한 습관 하나가 인생을, 수명을 바꾸기도 한다잖아요. 매일 아침. 습관처럼 단 1분, 두뇌 스트레칭을 시작해보세요! 침대 맡, 가족 모두가 함께하는 식탁 위, 소파 옆, 화장실 안⋯⋯ 그 어디든 《두뇌 스트레칭 365 퀴즈 일력》과 함께한다면 그 시간이 바로 퀴즈 타임~! 시간과 공간의 제약 없이 즐길 수 있으니. 가성비 최고의 두뇌 건강법이죠.

《두뇌 스트레칭 365 퀴즈 일력》에 스며들다 보면,
어린이들은 전두엽 발달과 언어 능력 향상!
중장년층에게는 느려진 순발력의 회복과 두뇌 회전, 기억력 상승!
노년층에게는 치매 예방! 온 가족 두뇌가 튼튼해지겠네요.

자자 시작이 반이라고 했으니. 첫 장을 넘기는 순간, 여러분의 두뇌 건강 챙기기는 시작되었습니다.

손주부터 할머니 할아버지까지, 온 가족의 뇌가 팔팔해지는 그날까지!
다 같이 차렷, 열중쉬어! 두뇌 스트레칭 시작!

최은경, 김지영, 신민수

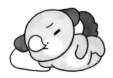

381	362	281	517
218	346	537	621
517	435	838	528
362	621	715	345

20. 닭 쫓던 개 지붕 쳐다본다.
21. 과유불급(過猶不及)

과	반	몸	히
배	유	거	사
이	영	불	어
고	슬	수	급

22. 가로-인산인해(人山人海), 세로-인지상정(人之常情)
23. 아는 것이 힘이다.
24. 바늘 가는 데 실 간다.
25. 배드민턴
26. 백 마디 말보다 실천이 귀중하다.
27. 입신양명(立身揚名)
28. 케이팝→팝콘→콘서트→트와이스→스타

3월
1. 삼일운동
2. 공항, 승무원, 기내식, 활주로
3. 수복강녕(壽福康寧)
4. 원숭이도 나무에서 떨어질 때가 있다.
5. 프로파일러
6. 촌철살인(寸鐵殺人)
7. 아
8. 오합지졸(烏合之卒)

기	니	돌	졸
성	감	지	일
즈	합	메	수
오	이	상	삼

9. 될성부른 나무는 떡잎부터 알아본다.

10. 가로-결초보은(結草報恩), 세로-초가삼간(草家三間)
11. 찹쌀떡, 인절미, 백설기, 가래떡, 송편
12. 도둑이 제 발 저리다.
13. 사면초가(四面楚歌)
14. 인도→도미니카 연방→방글라데시→시리아→아프리카
15. 쥐구멍에도 볕 들 날 있다.
16. 세상에서 내가 제일 멋지다.
17. 끼, 빨, 띠
18. 가로-권선징악(勸善懲惡), 세로-극악무도(極惡無道)
19. 차돌박이
20. 무념무상(無念無想)
21. 형설지공(螢雪之功)
22. 바늘 도둑이 소 도둑 된다.
23. 기사회생(起死回生)

기	수	졸	기
고	지	사	일
만	회	술	다
생	의	상	이

24. 말이 씨가 된다.
25. 실패는 성공의 어머니다.
26. 빵 터지는 개그
27. 저
28. 지피지기 백전불태(知彼知己 百戰不殆)
29. 식목일, 부부의날, 현충일, 부처님오신날, 크리스마스
30. 따 놓은 당상.
31. 오매불망(寤寐不忘)

4월
1. 지렁이도 밟으면 꿈틀한다.
2. 소고기무국
3. 상영시간표, 티켓, 박스오피스, 팝콘

이렇게 활용하세요!

재미있게 즐겨 주세요.
정답이든 오답이든 중요하지 않습니다. 퀴즈를 푸는 과정이 뇌 건강에 도움이
되니 스트레스 받지 마시고, 그저 재미있게 즐겨 주시면 됩니다.

교육용으로도 좋습니다.
아이들에게 쉽고 간단한 방법으로 일상에 필요한 속담, 사자성어 등을 알려줄
수 있습니다. 퀴즈 형식이라 반사신경처럼 풀기 위해 머리를 쓰게 되니 그냥 알
려주는 것보다 기억에 잘 남습니다. 단, 학습이 목표는 아니므로 한자를 다 넣진
않았습니다. 역시 재미있게 즐겨 주시면 됩니다.

시간을 정해 두고 풀어 보세요.
목표 시간을 타이머로 맞춰 두고 풀면 순간 집중력이 높아지고, 평소 자주 쓰지
않는 뇌의 영역을 쓰게 됩니다. 이렇게 뇌를 자극하는 활동을 매일 꾸준히 하면
전두엽 기능 향상, 치매 예방에도 도움이 된다고 합니다.

온 가족이 함께 해도 좋습니다.
생활 속 단어부터 속담, 사자성어, 사칙연산, 재치 퀴즈 등 연령에 관계없이 누
구나 알 수 있는 내용을 퀴즈로 구성해 온 가족이 놀이로 즐기기에도 좋습니다.

일력을 기록용으로도 사용해 보세요.
매일 먹어야 하는 약, 매일 해야 하는 일의 목록을 일력 페이지마다 스테이플러
나 테이프로 체크해 보세요. 매일 넘어가는 일력과 함께 해야 할 일을 놓치지 않
을 거예요.

정답

1. 천 리 길도 한 걸음부터
2. 가는 말이 고와야 오는 말이 곱다.
3. 불 난 집에 부채질한다.
4. 몸에 좋은 약이 입에 쓰다.
5. 열 길 물속은 알아도 한 길 사람 속은 모른다.
6. 유유자적(悠悠自適)
7. 호랑이에게 물려가도 정신만 차리면 산다.
8. 자린고비(玼吝考妣)
9. 산해진미(山海珍味)
10. 귀성길, 윷놀이, 세뱃돈

강	하	카	나	귀
곡	등	영	바	성
송	윷	라	다	길
홍	베	놀	오	눈
세	뱃	돈	이	봇

11. 풋사과
12. 칼로 물 베기
13. 일사천리(一瀉千里)
14. 양
15. 이팔청춘(二八靑春)
16. 거울
17. 가로-청출어람(靑出於藍), 세로-어부지리(漁父之利)
18. 주경야독(晝耕夜讀)
19. 초등학교
20. 155
21. 0
22. 구르는 돌에는 이끼가 끼지 않는다.
23. 까마귀 날자 배 떨어진다.
24. 통장, 비밀번호, 저축
25. 35, 43, 72

29	35	43	72
49	34	84	63
26	58	72	35
38	24	87	43

26. 가나→나이지리아→아르헨티나→나미비아→아이슬란드
27. 불고기, 김치, 비빔밥, 양념치킨, 떡볶이
28. 십 년이면 강산도 변한다.
29. 손
30. 누이 좋고 매부 좋다.
31. 정동진, 호미곶, 간절곶, 땅끝마을, 성산일출봉

1. 만수무강(萬壽無疆)
2. 와이파이
3. 입춘대길(立春大吉)
4. 쇠뿔도 단김에 빼라.
5. 냉장고, 세탁기, 전기밥솥, 식기세척기, 로봇청소기
6. 나훈아, 설운도, 강진, 임영웅, 태진아
7. 김연자, 주현미, 김용임, 송가인, 이미자
8. 물감, 캔버스, 미술관
9. 믿는 도끼에 발등 찍힌다.
10. 박수치기
11. 축
12. 정월대보름
13. 하늘이 무너져도 솟아날 구멍은 있다.
14. 낮 말은 새가 듣고 밤 말은 쥐가 듣는다.
15. 선무당이 사람 잡는다.
16. 국가대표
17. 무용지물(無用之物)
18. 손뼉도 마주쳐야 소리가 난다.
19. 362, 517, 621

온 가족의 뇌가 팔팔해지는 그날까지
다 같이 차렷, 열중쉬어!

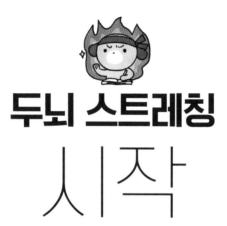

두뇌 스트레칭
시작

✦ 다음 말을 한 위인은 누구일까요?
초성을 보고 맞춰 보세요.

"행복의 한쪽 문이
닫힐 때, 다른 한쪽 문은
열린다."

-ㅎㄹ ㅋㄹ

정답		TIME
힌트	미국의 사회운동가. 시각, 청각 장애인	02:00

01

January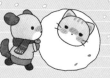

1

✦ 초성을 보고 속담을 맞춰 보세요.

ㅊ		리		ㄱ	ㄷ
ㅎ		ㄱ	ㅇ	부	터

정답		TIME
힌트	아무리 큰일도 작은 일부터 시작됩니다. 꿈과 목표가 있다면 지금 작은 것부터 실천해요!	01:00

12
December

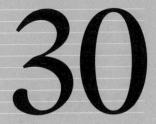

30

✦ 다음 한자와 초성에 맞는 사자성어를 완성해 보세요.

백 ㅂ ㅂ ㅈ

정답	
힌트	쏘는 것마다 모두 명중, 즉 하는 일마다 실수 없이 잘된다는 뜻입니다. 여러분이 하고자 하는 모든 일이 그리 되기를!

TIME
01:00

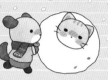
✦ 초성을 보고 속담을 맞춰 보세요.

ㄱ	는		ㅁ	이
ㄱ	ㅇ	ㅇ		
ㅇ	는		ㅁ	이
ㄱ	ㄷ	.		

정답		
힌트	내가 남에게 잘 대해야 남도 나에게 잘 대한다. 가족, 친구를 대할 때 이렇게 대화하면 더 행복하겠죠.	TIME 01:00

12
December
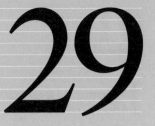
29

✦ 다음 글자와 초성에 맞는 사자성어를 완성해 보세요.

	山	ㅈ	水	ㅈ	

정답		TIME 01:00
힌트	'ㅅㅈㅅㅈ 공중전'. 온갖 고생을 다 겪었다는 걸 이렇게 표현하곤 합니다.	

✦ 그림을 보고 속담을 맞춰 보세요.

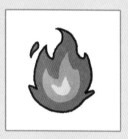 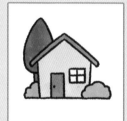 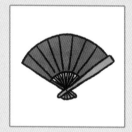

정답		TIME
힌트	어려운 상황에 처한 사람을 도와주지 않고 더 화나게 만든다는 뜻.	01:00

12

December

28

✦ 뒤섞여 있는 자음, 모음을 조합하여 고사성어를 맞춰 보세요.

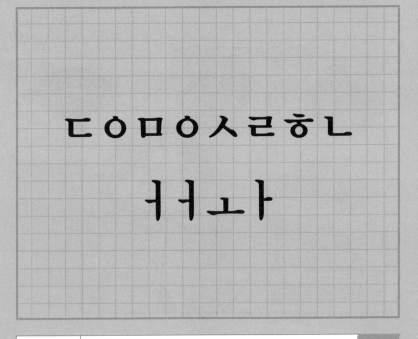

ㄷㅇㅁㅇㅅㄹㅎㄴ

ㅓㅓㅗㅏ

정답		TIME
힌트	○○○한. 눈 내리는 겨울의 매서운 추위를 말합니다.	02:00

01

January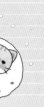

4

✦ 그림을 보고 제시된 초성에 맞는 속담을 써 보세요.

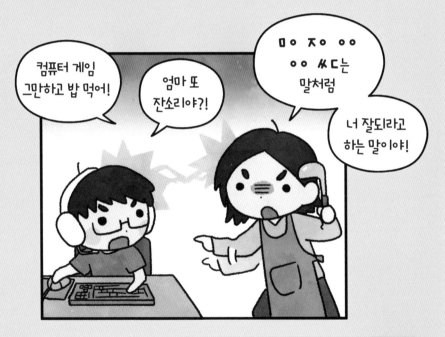

정답	
힌트	옳은 말은 듣기 싫을 수 있지만, 결국 필요한 말이라는 뜻.

TIME
01:00

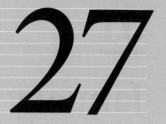

✦ 제시된 글자와 초성을 보고 사자성어를 완성해 보세요.

ㅈ 업 ㅈ ㄷ

정답		
힌트	자기가 저지른 일을 자신이 그대로 돌려받는다는 뜻입니다. 뿌린 대로 거둔다는 말과도 같죠.	TIME 01:00

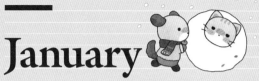

✦ 초성을 보고 속담을 맞춰 보세요.

ㅇ	ㄱ	ㅁ	ㅅ
은	알	아	도
ㅎ	ㄱ		ㅅ	ㄹ
ㅅ	은	모	른	다
.			

정답		TIME
힌트	물은 깊이를 알 수 있지만, 다양한 성격을 가진 사람의 마음과 진심은 알 수 없다는 뜻입니다.	01:00

12
December

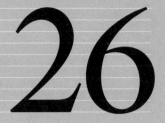

26

✦ 다음 글자와 초성을 보고 사자성어를 완성해 보세요.

<table>
<tr><td></td><td></td><td></td><td></td></tr>
<tr><td></td><td></td><td></td><td></td></tr>
<tr><td>ㅅ</td><td>ㅁ</td><td>치</td><td>한</td></tr>
<tr><td></td><td></td><td></td><td></td></tr>
<tr><td></td><td></td><td></td><td></td></tr>
</table>

정답		TIME 02:00
힌트	입술이 없으면 이가 시리다는 말입니다. 서로 도움을 주고받으므로 떨어질 수 없는 관계를 뜻합니다.	

01
January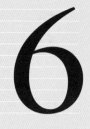

6

✦ 뒤섞여 있는 자음, 모음을 보고 사자성어를 완성해 보세요.

ㅈ	ㅇ	ㅈ	ㅇ	ㄱ
ㅠ	ㅏ	ㅓ	ㅠ	

정답		TIME
힌트	ㅇㅇ자ㅇ. 속세에서 벗어나 조용하고 편안하게 사는 삶.	01:00

12
December

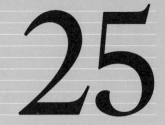

25

✦ 크리스마스와 연관된 단어 세 개를 찾아 보세요.

머	루	편	역	사	운
산	돌	명	람	이	콩
양	프	사	징	시	나
않	눈	글	송	글	물
지	북	상	하	우	벨

정답		TIME
힌트	눈을 크게 뜨세요.^^	 02:00

✦ 다음 초성에 해당되는 속담은 무엇일까요?

ㅎ	ㄹ	ㅇ	ㅇ	ㄱ

ㅁ	ㄹ	ㄱ	ㄷ	

정 신 만　 차 리

면　 산 다 .

정답		TIME
힌트	아무리 위급한 상황에서도 정신을 똑똑히 차리면 해결 방법을 찾을 수 있다는 뜻입니다.	01:00

12
December

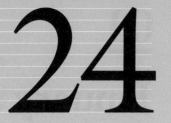

24

✦ 다음 낱말들을 보고 공통적으로 떠오르는 단어 한 개를
써 보세요.

순	록		
썰	매		
선	물		
크	리	스	마	스
밤			

정답		TIME
힌트	없음.☺	01:00

01

January

8

✦ 다음 초성에 해당되는 고사성어는 무엇일까요?

ㅈ ㄹ ㄱ ㅂ

정답	
힌트	반찬값이 아까워 천장에 굴비 자반을 매달아 놓고 쳐다보면서 먹을 정도로 돈에 아주 인색한 사람을 일컫는 말.

TIME
01:00

12
December
23

✦ 다음 초성을 보고 속담을 맞춰 보세요.

ㅎ	ㄹ	ㅇ	도	
ㅈ		ㅁ	하	면
ㅇ	ㄷ	.		

정답		TIME
힌트	평소 보기 힘든 호랑이인데도 자기 이야기를 하면 나타난다고, 남의 이야기는 함부로 해선 안 된다는 뜻입니다.	01:00

01
January

9

✦ 다음 초성에 해당되는 고사성어는 무엇일까요?

ㅅ 해 ㅈ ㅁ

정답	
힌트	산과 바다에서 나오는 온갖 귀한 재료들로 차린, 맛있는 음식을 뜻합니다.

TIME
01:00

12
December
22

✦ 다음 초성을 보고 속담을 맞춰 보세요.

ㅍ	ㅇ	ㄱ	ㅅ	ㄷ
저		싫	으	면
ㄱ	ㅁ	이	다	.

정답	
힌트	아무리 멋지고 좋은 일이라도 본인이 싫다고 하면 억지로 시킬 수 없다는 뜻입니다.

TIME

02:00

01

January

10

✦ 민족 대명절 설날과 관련된 단어 세 개를 찾아 동그라미해
  보세요.

강	하	카	나	귀
곡	등	영	바	성
송	윷	라	다	길
홍	베	놀	오	눈
세	뱃	돈	이	봇

정답		TIME
힌트	눈을 크게 뜨세요.☺	01:00

12
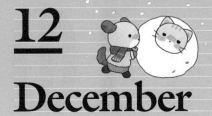

December

21
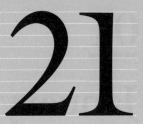

✦ 그림을 보고 사자성어를 맞춰 보세요.

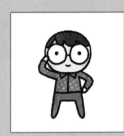 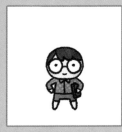 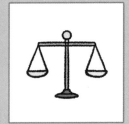

정답		TIME
힌트	실력이 서로 비슷해 누가 형이고 누가 아우인지 우열을 정하기 어렵다는 뜻입니다.	02:00

01

11

January

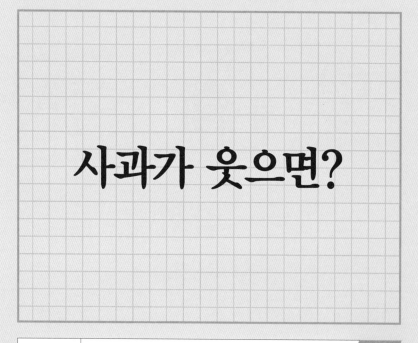

사과가 웃으면?

정답		TIME
힌트	세 글자.	01:00

12

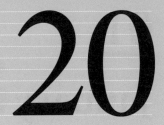

December

20

✦ 다음 빈칸에 공통으로 들어가는 한 글자는?

소⬤

자승자⬤

경⬤

⬤람회

쉬⬤지

정답		TIME
힌트	없음.☺	01:00

✦ 다음 초성에 해당되는 속담은 무엇일까요?

ㅋ ㄹ

물 ㅂ ㄱ

정답		TIME
힌트	아무리 크게 다투더라도 금방 화해해 사이가 다시 좋아진다는 뜻. 부부 싸움은 00 0 00.	01:00

12

December

19

✦ 다음 초성을 보고 속담을 맞춰 보세요.

ㅁ	ㅅ	ㅅ	이	
ㅎ	ㅅ	ㅅ	이	다.

정답		TIME
힌트	연락이 없다면 잘 지내고 있다는 의미입니다.	01:00

01

January

13

✦ 다음 초성에 해당되는 고사성어는 무엇일까요?

ㅇ 사 ㅊ ㄹ

정답	
힌트	어떤 일이 거침없이 순조롭게 진행된다는 뜻.

TIME

02:00

12

December

18

✦ 다음 초성을 보고 속담을 맞춰 보세요.

ㄸ	ㄴ		ㄴ	
위	에			
ㄴ	ㄴ		ㄴ	
있	다	.		

정답		TIME
힌트	세상에 잘난 사람이 정말 많죠. 그러니 겸손하라는 뜻입니다.	01:00

✦ 다음 빈칸에 공통으로 들어가는 한 글자는?

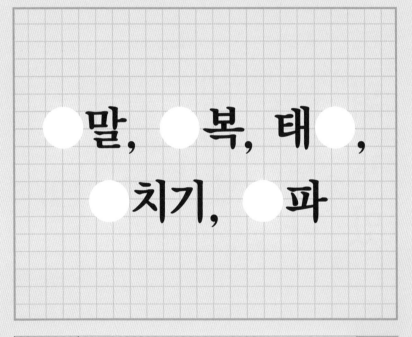

●말, ●복, 태●,
●치기, ●파

정답	
힌트	없음.☺

12
December
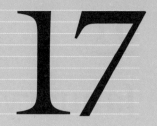
17

✦ 재치 퀴즈!

이것은 날씨가 추우면 키가
작아지고,
날씨가 더우면 키가 커집니다.
무엇일까요?

정답	
힌트	없음.☺

TIME
02:00

✦ 초성에 맞는 사자성어를 써 보세요.

아	무	리		나	이
가		들	어	도	
마	음	은		늘	
ㅇ	ㅍ	ㅊ	ㅊ	!	

정답		TIME
힌트	열여섯 무렵의 꽃다운 청춘, 봄날처럼 푸르고 젊은 시절을 뜻합니다.	01:00

✦ 아래 낱말을 보고 공통적으로 연상되는 단어를 맞춰 보세요.

얼음나라, 올림픽, 빙글빙글, 점프, 김연아

정답	
힌트	없음.☺

TIME
01:00

01

January

16

✦ 아래 낱말을 보고 공통적으로 연상되는 단어를 맞춰 보세요.

쌍	둥	이	
백	설	공	주
좌	우	반	전
창	문		
화	장	대	

정답		TIME
힌트	단장할 때 필수!	02:00

12
December

15

✦ 같은 숫자 찾기입니다. 세 쌍을 찾아보세요.

237	485	281	557
386	346	426	821
845	435	237	386
724	621	715	426

정답		TIME
힌트	눈을 크게 뜨세요. ^^	01:00

✦ 이어지는 두 고사성어를 맞춰 보세요.

ㅊ	출	ㅇ	ㄹ
		ㅂ	
		ㅈ	
		리	

정답		TIME
힌트	1. 가르친 선생님보다 더 기량이 뛰어난 제자. 2. 둘이 다투는 사이 상관없는 사람이 이익을 얻게 됨.	02:00

12

December

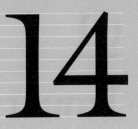

14

✦ 다음 글자와 초성에 맞는 사자성어를 완성해 보세요.

<table>
<tr><td></td><td></td><td></td><td></td><td></td></tr>
<tr><td></td><td></td><td></td><td></td><td></td></tr>
<tr><td></td><td>ㅎ</td><td>룡</td><td>ㅈ</td><td>ㅈ</td></tr>
<tr><td></td><td></td><td></td><td></td><td></td></tr>
<tr><td></td><td></td><td></td><td></td><td></td></tr>
</table>

정답	
힌트	어떤 일에서 가장 중요한 부분을 완성한다는 뜻입니다.

TIME
01:00

01
January

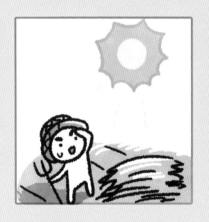

18

✦ 그림을 보고 고사성어를 맞춰 보세요.

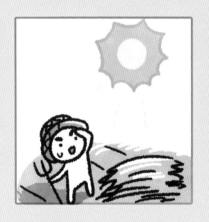
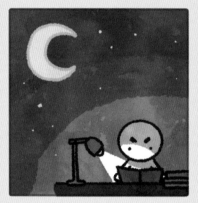

정답	
힌트	어려운 환경 속에서도 굳건히 공부한다는 뜻입니다.

TIME

02:00

✦ 다음 글자와 초성에 맞는 사자성어를 완성해 보세요.

ㄷ ㄷ 익 ㅅ

정답		TIME
힌트	많으면 많을수록 좋다는 뜻입니다.	01:00

01
January
19

✦ 다음 낱말의 첫글자를 조합하여 한 단어를 완성해 보세요.

등산로, 초록
색, 학자, 교
통안전

정답	
힌트	없음.☺

TIME

01:00

12

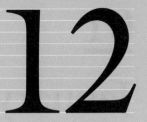

December

12

✦ 다음 낱말들을 보고 떠오르는 단어를 써 보세요.

매	듭			
보	온			
기	다	란		
겨	울			
목				

정답		TIME
힌트	없음.☺	01:00

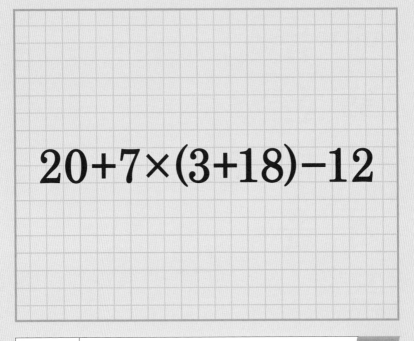

✦ 복잡한 수학 문제를 계산해 볼까요?

$$20+7\times(3+18)-12$$

정답		TIME
힌트	괄호 안을 먼저 계산하고, 그다음 곱셈, 그다음 더하기와 빼기 순서대로 계산해요.	03:00

12
December
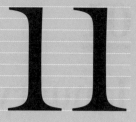

11

✦ 다음 단어들에 공통으로 들어가는 두 음절의 단어는 무엇일까요?

●●꾼

감●●

●●늘보

●●젓가락

●●아미타불

정답		TIME
힌트	없음.☺	01:00

01

January

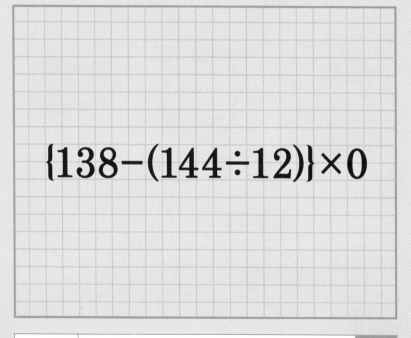

21

✦ 복잡한 수학 문제 하나 더!

$$\{138-(144\div12)\}\times0$$

정답		
힌트	마법의 숫자 '0'이 있네요.	

TIME

02:00

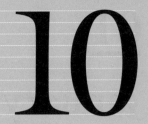

12
December
10

✦ 그림을 보고 사자성어를 맞춰 보세요.

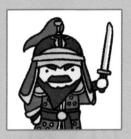 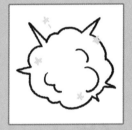 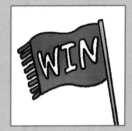

정답	
힌트	적과 싸움에서 이기고 돌아와 의기양양한 장군을 뜻합니다.

TIME
02:00

01

January

22

✦ 초성을 보고 속담을 맞춰 보세요.

ㄱ ㄹ ㄴ

ㄷ 에 는

ㅇ ㄲ 가   끼 지

않 는 다 .

정답		TIME
힌트	멈추지 않고 꾸준히 노력한다면 계속 발전한다는 뜻입니다. 공부도, 일도, 운동도 열심히!	01:00

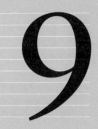

✦ 아래 낱말을 보고 공통적으로 연상되는 단어를 맞춰 보세요.

영화관, 카페, 편의점, 장바구니, %

정답	
힌트	물건을 사기 전 이걸 받으면 기분이 좋아요!

TIME
02:00

01
January 23

✦ 초성을 보고 고사성어를 맞춰 보세요.

ㄲ ㅁ ㄱ

날 자

ㅂ

ㄸ ㅇ ㅈ ㄷ.

정답	
힌트	의도하지 않은 일이 공교롭게 다른 일과 같이 발생하여 마치 내가 계획한 일처럼 오해받는 상황을 뜻하죠.

TIME
01:00

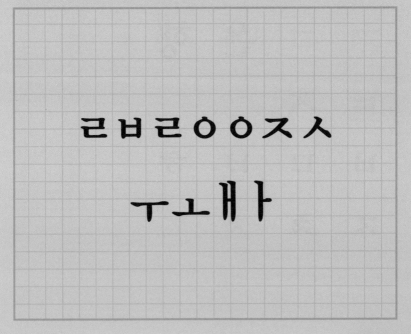

✦ 뒤섞여 있는 자음, 모음을 보고 고사성어를 맞춰 보세요.

ㄹㅂㄹㅇㅇㅈㅅ

ㅜㅗㅐㅏ

정답		TIME
힌트	불000. 늙지 않고 오래 사는 삶을 말합니다.	02:00

01

January

24

✦ 다음 장소와 연관된 단어를 초성을 보고 맞춰 보세요.

은 행

ㅌ ㅈ

ㅂ ㅁ ㅂ ㅎ

ㅈ ㅊ

정답		TIME
힌트	없음.☺	01:00

✦ 빙고게임판 안에서 사자성어를 찾아보세요.

은	정	황	희
대	마	로	승
지	애	프	환
락	곡	소	앤

정답		TIME
힌트	기쁨과 노여움과 슬픔과 즐거움을 뜻합니다.	01:00

✦ 같은 숫자가 찾기입니다. 세 쌍을 찾아보세요.

29	35	43	72
49	34	84	63
26	58	72	35
38	24	87	43

정답		TIME
힌트	눈을 크게 뜨세요.☺	02:00

✦ 끝말잇기를 해 볼까요?

김치찌개→⬤ㄱㄹ→
⬤더→⬤위→⬤⬤→
성균⬤→관ㅅㅊ

정답	
힌트	없음.☺

TIME
01:00

01

January

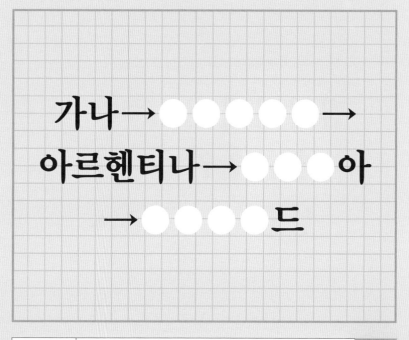

26

✦ 끝말잇기를 해 볼까요? 빈칸에 들어갈 나라 이름을 맞춰 보세요.

가나 → ●●●●● →

아르헨티나 → ●●●아

→ ●●●●드

정답		TIME
힌트	두 번째 빈칸의 나라는 아프리카 국가로 사막 투어를 즐길 수 있습니다.	03:00

12
December

5

✦ 다음 글자와 초성에 맞는 사자성어를 완성해 보세요.

	ㅈ	수	ㅅ	ㄱ	

정답		TIME
힌트	스스로의 힘으로 집안을 일으키고 큰 성과를 이루었다는 뜻입니다.	01:00

01

January

27

✦ 지구촌 사람들의 엄지 척! 넘버원 코리안 푸드를 초성을 보고 맞춰 보세요.

ㅂ	ㄱ	ㄱ	
ㄱ	ㅊ		
ㅂ	ㅂ	ㅂ	
ㅇ	ㄴ	ㅊ	ㅋ
ㄸ	ㅂ	ㅇ	

정답		TIME
힌트	없음.☺	02:00

12

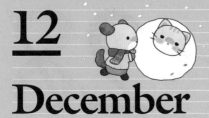

December

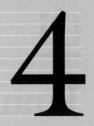

4

✦ 다음 글자와 초성에 맞는 사자성어를 완성해 보세요.

	ㄱ	ㄱ	ㅁ	량

정답		TIME
힌트	시상식에서 상을 받게 된다면 이런 마음일 거예요.	01:00

✦ 초성을 보고 속담을 맞춰 보세요.

ㅅ   ㄴ 이면

ㄱ ㅅ 도

ㅂ ㅎ ㄷ.

정답	
힌트	세월이 흐르면 모든 게 다 변한다는 뜻. 오랜만에 고향에 왔더니 허허벌판이었던 땅에 높은 건물이 세워졌어요.

TIME

01:00

✦ 재치 퀴즈!

우리 몸에 있는
심장의 무게는?

정답		TIME
힌트	없음.☺	02:00

01

January

29

✦ 다음 빈칸에 공통으로 들어가는 한 글자는 무엇일까요?

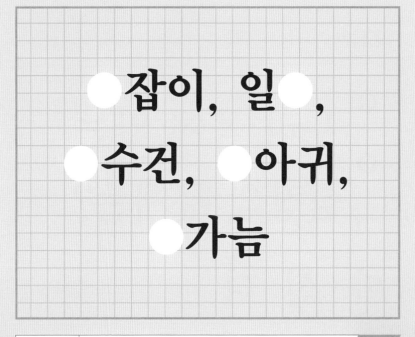

●잡이, 일●,
●수건, ●아귀,
●가늠

정답	
힌트	없음.☺

TIME
01:00

12
December

2

✦ 다음 초성에 맞는 속담을 써 보세요.

ㄸ	ㅈ		ㅅ	ㄹ
ㅇ		ㅅ	ㄱ	ㄷ
ㅇ		ㅎ	ㄴ	ㄷ
ㄱ	ㅊ	ㄱ	부	터
마	신	다 .		

정답		
힌트	일어나지 않을 일을 넘겨짚어 혼자 생각하고 기대한다는 뜻입니다.	TIME 02:00

01

January

30

✦ 초성을 보고 속담을 맞춰 보세요.

| ㄴ | ㅇ | | 좋 | 고 |
| ㅁ | ㅂ | | 좋 | 다 . |

정답		
힌트	어떤 일이나 상황이 서로에게 모두 좋다. 안 쓰는 물건을 필요한 사람에게 나눠 줄 때 이런 기분이 들 것 같아요.	 01:00

12
December

1

✦ 다음 제시어와 연관된 단어를 맞춰 보세요.

		의	사		
ㅈ	ㄹ	ㅅ			
ㅊ	ㅂ	ㅈ			
ㅊ	ㅈ	ㄱ			
ㄱ	ㅎ	ㅅ			

정답		TIME
힌트	없음.☺	02:00

01

January

31

✦ 우리나라의 해돋이 명소 5곳을 맞춰 볼까요?

ㅈ	ㄷ	ㅈ		
ㅎ	ㅁ	ㄱ		
ㄱ	ㅈ	ㄱ		
ㄸ	ㄲ	ㅁ	ㅇ	
ㅅ	ㅅ	ㅇ	ㅊ	ㅂ

정답		TIME
힌트	동해안과 남해안에 있어요.	03:00

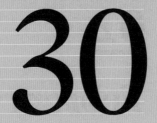

✦ 제시된 한자와 초성을 보고 사자성어를 완성해 보세요.

	ㅇ	ㅈ	思	ㅈ	

정답		TIME 01:00
힌트	상대방의 상황이나 입장에서 생각해 보면 이해할 수 있다는 뜻입니다. 오해나 다툼이 생길 때 이런 마음이 필요합니다.	

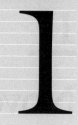
✦ 재치 퀴즈!

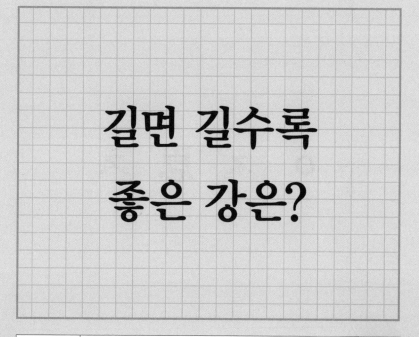

길면 길수록
좋은 강은?

정답		TIME
힌트	초성으로, ㅁㅅㅁㄱ. ㅁㅅㅁㄱ을 위해 오늘도 기분 좋게 운동합시다!	01:00

11
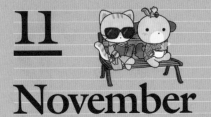

November

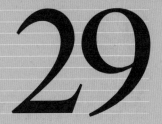

29

✦ 다음 한자와 초성에 맞는 사자성어를 완성해 보세요.

<table>
<tr><td></td><td></td><td></td><td></td></tr>
<tr><td></td><td></td><td></td><td></td></tr>
<tr><td>ㅁ</td><td>上</td><td>ㅁ</td><td>下</td></tr>
<tr><td></td><td></td><td></td><td></td></tr>
<tr><td></td><td></td><td></td><td></td></tr>
</table>

정답		TIME
힌트	누가 더 낮고 못함이 없이 서로 비슷하다는 뜻입니다.	01:00

02

February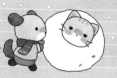

2

✦ 아래 낱말의 첫 글자를 조합하여 한 단어를
  만들어 보세요.

이 쑤 시 개 , 파
리 , 이 순 신 ,
와 플

정답		TIME
힌트	스마트폰.	02:00

11

November

28

✦ 빙고게임판에서 사자성어를 찾아보세요.

박	전	출	황
오	한	나	목
우	왕	좌	왕
설	쾌	도	결

정답		TIME
힌트	왼쪽으로 갔다 오른쪽으로 갔다, 뭘 할지 몰라 갈팡질팡하는 모습이죠.	01:00

02

February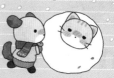

3

✦ 뒤섞여 있는 자음, 모음을 보고 사자성어를 맞춰 보세요.

| ㅇ | ㅊ | ㅂ | ㄷ |

| ㄱ | ㄹ | ㄴ | |

| ㅣ | ㅐ | ㅜ | ㅣ |

정답		TIME
힌트	OO대O. 봄을 맞이하여 좋은 일만 생기기를 기원하는 말입니다.	 01:00

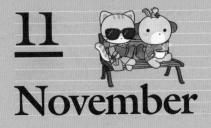

11
November

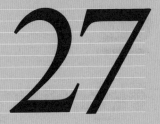

27

✦ 같은 모양은 같은 숫자를 나타냅니다. 다음 식에서
 ●은 얼마일까요? (단, ●는 자연수)

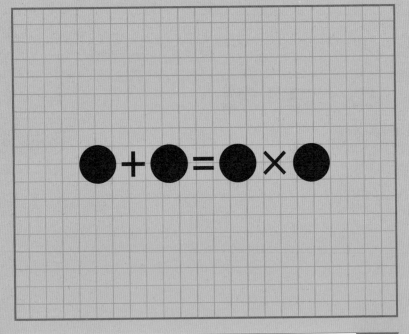

정답		TIME
힌트	없음.☺	03:00

✦ 초성을 보고 속담을 맞춰 보세요.

ㅅ ㅃ 도
ㄷ ㄱ 에
빼 라 .

정답	
힌트	하고자 한 일은 망설이지 말고 곧바로 해야 한다는 뜻.

TIME
01:00

11

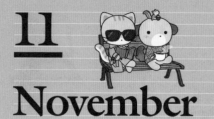

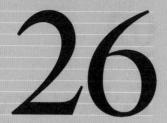

November

26

✦ 아래 낱말의 첫 글자를 조합하여 한 단어를 만들어 보세요.

시소, 사마귀,
사위, 철원

정답	
힌트	없음.☺

TIME

01:00

02

February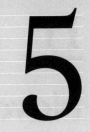

5

✦ 우리 생활을 편리하게 해 주는 가전제품들의
  이름을 맞춰 보세요.

ㄴ	ㅈ	ㄱ	
ㅅ	ㅌ	ㄱ	
ㅈ	ㄱ	ㅂ	ㅅ
ㅅ	ㄱ	ㅅ	ㅊ ㄱ
ㄹ	ㅂ	ㅊ	ㅅ ㄱ

정답		TIME
힌트	없음.☺	02:00

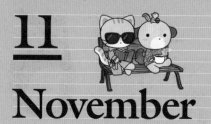
✦ 다음 초성에 맞는 속담을 맞춰 보세요.

ㅇ		발에			
ㅇ	ㅈ		ㄴ	ㄱ.	

정답		TIME
힌트	섣부른 해결은 결국 상황을 더 나빠지게 만든다는 뜻입니다.	01:00

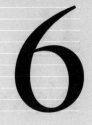
✦ 초성을 보고 남자 트로트 가수 이름을 맞춰 보세요. 트로트 잘 몰라도 다 아는 국민가수!

ㄴ	ㅎ	ㅇ		
ㅅ	ㅇ	ㄷ		
ㄱ	ㅈ			
ㅇ	ㅇ	ㅇ		
ㅌ	ㅈ	ㅇ		

정답		TIME
힌트	없음.☺	02:00

11
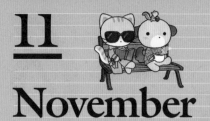
November
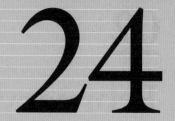
24

✦ 빙고게임판에서 사자성어를 찾아보세요.

법	일	열	수	
하	천	기	서	
만	지	복	인	
부	사	행	성	

정답		TIME
힌트	그 수를 셀 수 없을 만큼 많다는 뜻입니다.	01:00

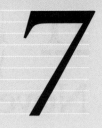

✦ 여자 트로트 가수 이름도 맞춰 볼까요?

ㄱ	ㅇ	ㅈ
ㅈ	ㅎ	ㅁ
ㄱ	ㅇ	ㅇ
ㅅ	ㄱ	ㅇ
ㅇ	ㅁ	ㅈ

정답		TIME
힌트	없음.☺	02:00

11
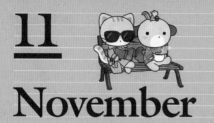
November

23
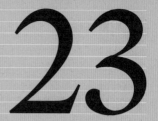

✦ 제시된 글자와 초성을 보고 사자성어를 완성해 보세요.

ㄱ ㅅ 첨 ㅎ

정답		TIME
힌트	좋은 일에 또 좋은 일이 더해진다는 뜻입니다.	01:00

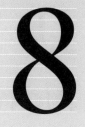
✦ 다음 직업과 연관된 단어 세 개를 맞춰 보세요.

화 가

ㅁ ㄱ

ㅋ ㅂ ㅅ

ㅁ ㅅ ㄱ

정답		TIME
힌트	없음.☺	02:00

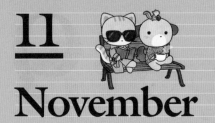
✦ 그림을 보고 사자성어를 맞춰 보세요.

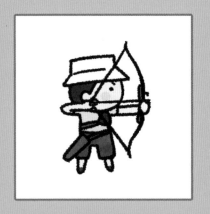

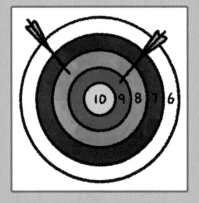

정답		TIME
힌트	확률이 높아 거의 다 되었다는 상황을 말합니다.	01:00

✦ 다음 초성에 맞는 속담을 써 보세요.

ㅁ ㄴ

ㄷ ㄲ ㅇ

ㅂ ㄷ

찍 힌 다 .

정답	
힌트	당연히 문제없을 것이라 여겼던 일도 뜻대로 되지 않을 수 있죠. 믿었던 이에게서 배신을 당하면 이런 표현을 씁니다.

TIME

01:00

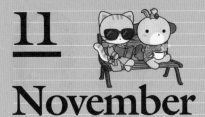
✦ 다음 글자와 초성에 맞는 사자성어를 완성해 보세요.

ㅇ ㅍ ㄷ 心

정답	
힌트	진심에서 우러나는 변치 않는 마음을 뜻합니다.

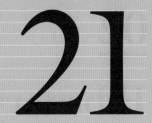

TIME

01:00

✦ 뒤섞여 있는 자음, 모음을 보고 네 음절을 맞춰 보세요.

ㄱ ㅊ ㄱ ㅂ ㅅ

ㅏ ㅓ ㅣ ㅜ

정답		TIME
힌트	○수○○. 규칙적으로 이걸 하면 혈액순환도 되고 기분도 좋아져요. 모두 함께 짝짝짝!	01:00

11

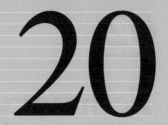

November

20

✦ 한국인이라면 다 아는 윤동주의 시, 빈칸을 채우며 낭독해 볼까요?

〈서시〉(1941.11.20.)

●● ●까지 하늘을 우러러
한 점 ●●●● 없기를,
●●에 이는 ●●에도
나는 괴로워했다.
●을 노래하는 마음으로
모든 ●●●● ●을 사랑해야지.
그리고 나한테 주어진 ●을
걸어가야겠다.

오늘 밤에도 ●이 ●●에 스치운다.

정답		TIME
힌트	없음.☺	03:00

02

February

11

✦ 다음 빈칸에 공통으로 들어가는 한 글자는?

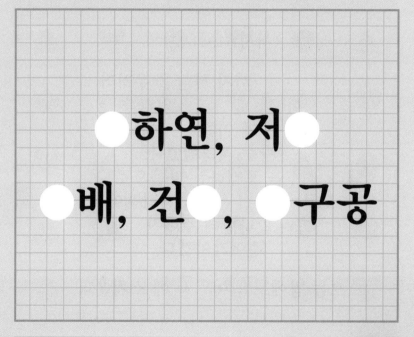

●하연, 저●

●배, 건●, ●구공

정답	
힌트	없음.☺

TIME 01:00

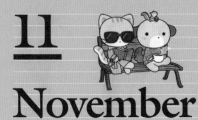

11
November
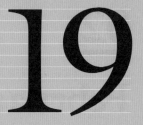
19

✦ 다음 도형 중 개수가 가장 많은 것과 가장 적은 것을 더하면 몇 개일까요?

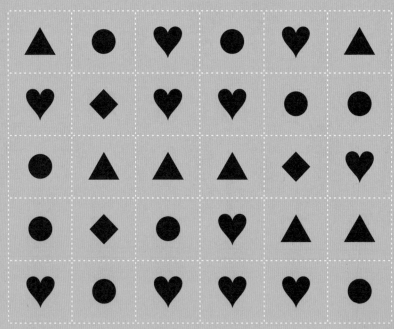

정답	`	TIME
힌트	연필로 그어 가며 세면 헷갈리지 않아요.	03:00

✦ 아래 낱말을 보고 공통적으로 연상되는 단어를 맞춰 보세요.

소	원			
부	럼	깨	물	기
음	력	1	월	
토	끼			

정답		TIME
힌트	한해의 첫 보름이자, 음력 1월 15일에 지내는 우리의 명절.	01:00

11
November

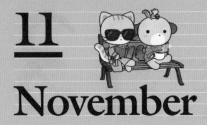

18

✦ 같은 모양은 같은 숫자를 나타냅니다.
  다음 식에서 ★은 얼마일까요?

$$4+6=\blacksquare$$

$$\blacksquare \div 5 = \bullet$$

$$\bullet + \blacktriangle = 9$$

$$\blacksquare + \bullet + \blacktriangle = ★$$

정답		TIME
힌트	하나씩 차근차근 계산해 봅시다.^^	03:00

02
February
13

✦ 초성을 보고 속담을 맞춰 보세요.

ㅎ	ㄴ	ㅇ		
ㅁ	ㄴ	ㅈ	ㄷ	
솟	아	날	ㄱ	ㅁ
ㅇ		있	다	.

정답		TIME
힌트	아무리 힘들고 어려운 상황이라도 해결할 방법은 있다.	01:00

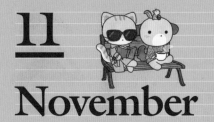
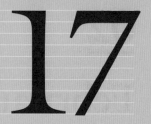

11

November

17

✦ 빈칸에 공통으로 들어가는 한 글자는 무엇일까요?

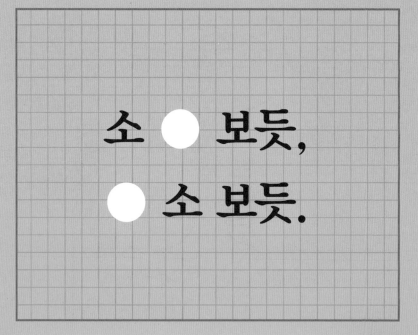

소 ● 보듯,
● 소 보듯.

정답	
힌트	서로 아무 관심 없는 사이를 뜻합니다.

TIME
01:00

02

February

14

✦ 그림을 보고 제시된 초성에 맞는 속담을 써 보세요.

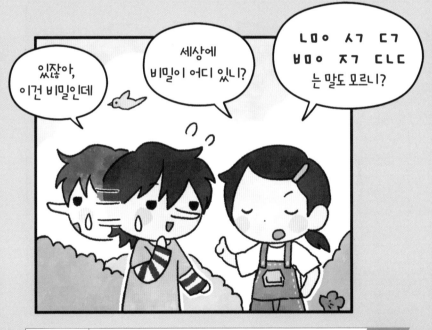

정답	
힌트	내가 한 말이 나도 모르는 사이 퍼질 수 있으니 늘 조심해야 한다는 뜻.

TIME
01:00

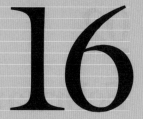

✦ 다음 초성을 보고 속담을 맞춰 보세요.

눈		ㄱ	ㄹ	ㄱ	
ㅇ	ㅇ	한	다	.	

정답		TIME
힌트	다 아는 일을 속이려고 할 때 이렇게 말하지요.	01:00

✦ 다음 초성에 맞는 속담을 써 보세요.

ㅅ	ㅁ	ㄷ	이
ㅅ	ㄹ		
잡	는	다	.

정답	
힌트	어설프게 알고 일을 진행하다가 위험한 결과를 가져올 수 있다는 뜻입니다.

TIME
01:00

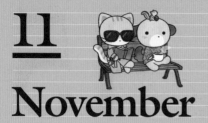
✦ 다음 초성을 보고 속담을 맞춰 보세요.

ㅅ		ㅂ의		ㅍ

정답		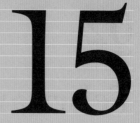
힌트	비교도 안 될 만큼 하찮은 양, 또는 그런 일을 뜻합니다.	

✦ 아래 낱말의 첫 글자를 조합하여 한 단어를
완성해 보세요.

대나무, 국수,
표범, 가솔린

정답	
힌트	대한민국의 위상을 높이는 사람이에요.

TIME

01:00

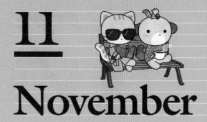

11
November

14

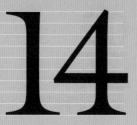

✦ 제시된 한자와 초성을 보고 사자성어를 완성해 보세요.

ㄷ 刀 ㅈ 입

정답	
힌트	여러 말을 늘어놓지 않고 바로 요점을 말한다는 뜻입니다.

TIME

01:00

✦ 다음 초성에 맞는 사자성어를 써 보세요.

ㅁ 용 지 ㅁ

정답		TIME
힌트	있어도 별로 쓸모가 없는 물건. 보통 제값을 못하는 물건이나 사람을 빗대어 이렇게 말하지요.	01:00

✦ 다음 초성을 보고 속담을 맞춰 보세요.

ㅁ	ㄹ	ㅎ	ㄴ	에
ㄴ	ㅂ	ㄹ		
맞	는	다	.	

정답		TIME
힌트	전혀 예상치 못한 사건이 터졌을 때 이렇게 말하지요.	01:00

✦ 다음 초성에 맞는 속담을 써 보세요.

ㅅ ㅃ 도

ㅁ ㅈ ㅊ ㅇ

ㅅ ㄹ 가

난 다 .

정답		
힌트	어떤 일이든 서로 뜻이 맞아야 무엇이든 이뤄질 수 있다는 뜻입니다.	TIME 01:00

11
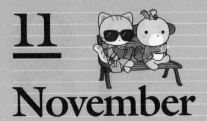
November

12

✦ 같은 숫자 찾기입니다. 세 쌍을 찾아보세요.

213	529	281	517
486	312	537	621
629	435	879	486
281	621	312	213

정답		TIME
힌트	눈을 크게 뜨세요. ^^	01:00

February 19

✦ 같은 숫자 찾기입니다. 세 쌍을 찾아보세요.

381	362	281	517
218	346	537	621
517	435	838	528
362	621	715	345

정답		TIME
힌트	눈을 크게 뜨세요.☺	02:00

11

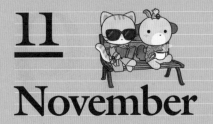

November

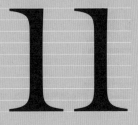

11

✦ 다음 단어들에 공통으로 들어가는 두 음절의 단어는 무엇일까요?

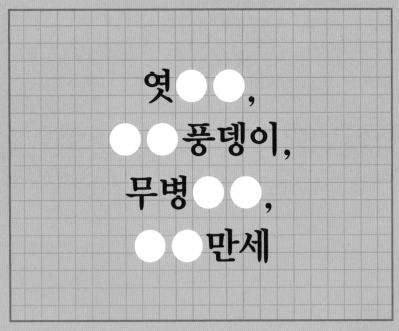

엿●●,
●●풍뎅이,
무병●●,
●●만세

정답		TIME
힌트	없음.☺	01:00

02
February

20

✦ 그림을 보고 속담을 맞춰 보세요.

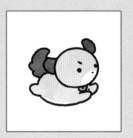 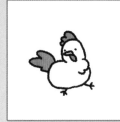 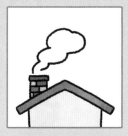

정답	
힌트	노력한 일이 결국 실패해 허망해지는 기분을 뜻합니다.

TIME

01:00

11

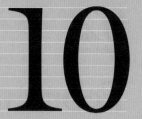

10

November

✦ 우리가 아는 단어 중 같은 초성의 단어 다섯 개를 적어
  볼까요?

예) 여	왕			

정답		TIME
힌트	없음.☺	02:00

✦ 빙고게임판 안에서 사자성어를 찾아보세요.

과	반	몸	히
배	유	거	사
이	영	불	어
고	슬	수	급

정답		TIME
힌트	정도가 지나치면 부족한 것과 동일하다는 뜻입니다.	01:00

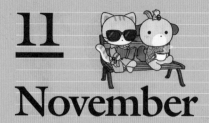
✦ 다음 한자와 초성에 맞는 사자성어를 완성해 보세요.

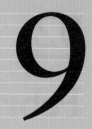

馬 ㅇ ㄷ ㅍ

정답	
힌트	남의 말을 귀담아 듣지 않고 흘려 버린다는 뜻입니다. 비슷한 말로 '쇠 귀에 경 읽기'가 있습니다.

TIME
01:00

✦ 이어지는 두 개의 사자성어를 완성해 보세요.

인	ㅅ	ㅇ	ㅎ
ㅈ			
ㅅ			
ㅈ			

정답		TIME
힌트	1. 헤아릴 수 없이 많은 사람을 뜻합니다. 2. 사람이라면 누구나 느끼는 생각이나 감정을 뜻합니다.	02:00

11
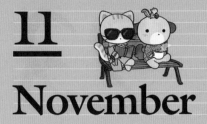
November

8

✦ 그림을 보고 고사성어를 맞춰 보세요.

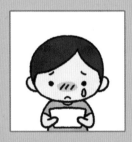 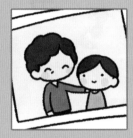 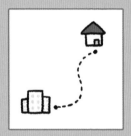

정답		TIME
힌트	자식이 타지에서 고향에 계신 부모님을 생각하는 마음을 뜻합니다.	02:00

✦ 프랜시스 베이컨의 명언입니다. 초성을 보고 문장을 완성해 보세요.

ㅇ ㄴ   ㄱ ㅇ

힘 이 다 .

정답	
힌트	16~17세기 영국의 철학자 프랜시스 베이컨이 한 말로, 오늘날까지도 변함없이 배움의 중요성을 일깨워주는 명언이지요.

TIME
01:00

✦ 맛있지만 많이 먹으면 안 돼요! 달콤한 간식 세 개를 찾아 볼까요?

완	마	겨	래	석
경	다	카	경	멜
애	챗	크	롱	탕
사	이	사	프	후
케	쓰	수	잎	루

정답		TIME
힌트	없음.☺	02:00

02

February

24

✦ 초성을 보고 속담을 맞춰 보세요.

ㅂ ㄴ

ㄱ ㄴ　　　ㄷ

실

ㄱ ㄷ .

정답		TIME
힌트	어딜 가든 꼭 붙어 함께하는 사람. 유치원 때부터 함께한 소꿉친구와 나는 이런 사이예요.	01:00

11
November

6

✦ 끝말잇기를 해 볼까요?

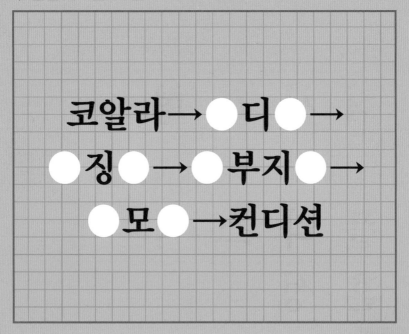

코알라 → ●디● →
●징● → ●부지● →
●모● → 컨디션

정답		TIME
힌트	없음.☺	01:00

02

February

25

✦ 아래 낱말을 보고 공통적으로 연상되는 단어를
  맞춰 보세요.

공				
직	사	각	형	
네	트			
플	라	스	틱	
혼	성			

정답		TIME
힌트	2024년 파리올림픽에서 화제가 된 신유빈 선수가 떠오르네요.	01:00

11

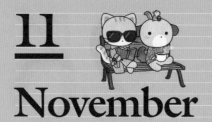

November

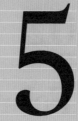

✦ 재치 퀴즈! (총 3문제)

하나, 떡은 떡인데 못 먹는 떡은?

둘, 입방아를 찧어 만든 떡은?

셋, 떡 중에 가장 빨리 먹어야
     하는 떡은?

정답		TIME
힌트	없음.☺	03:00

✦ 아래 초성을 보고 격언을 완성해 보세요.

ㅂ	마	디		ㅁ
보	다		ㅅ	ㅊ	이
귀	중	하	다	.

| 정답 | | TIME |
| 힌트 | 말로만 세우는 계획으론 아무 것도 달라지지 않죠. | 01:00 |

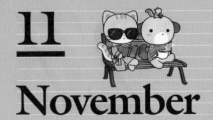

11
November

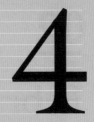

4

✦ 뒤섞여 있는 자음, 모음을 보고 사자성어를 맞춰 보세요.

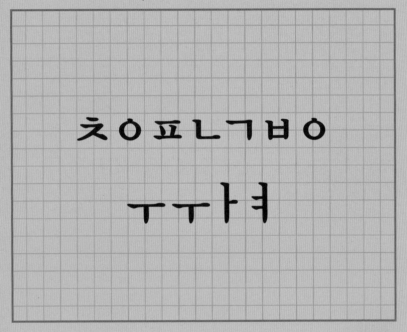

ㅊㅇㅍㄴㄱㅂㅇ

ㅜㅜㅓㅕ

정답		TIME
힌트	0풍00. 가을 바람에 떨어지는 낙엽을 뜻합니다.	02:00

02

February

27

✦ 다음 초성에 맞는 고사성어를 써 보세요.

ㅇ 신 ㅇ ㅁ

정답	
힌트	출세하여 이름을 세상에 알린다는 뜻입니다. 사회적으로 인정받아 유명해지는 것을 말합니다.

TIME
01:00

11

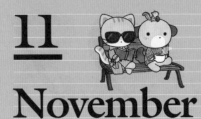

November

3

✦ 다음 단어를 보고 공통적으로 연상되는 단어를 맞춰 보세요.

겨	울			
소	금			
장	독	대		
수	육			
배	추			

정답		TIME
힌트	세계인이 좋아하는 한국 음식.	01:00

02

February

28

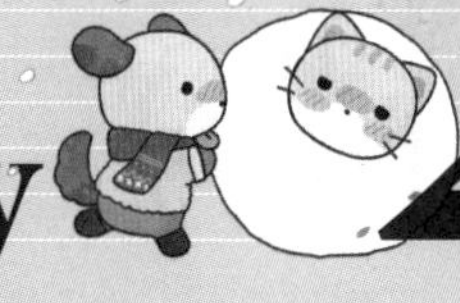

✦ 끝말잇기를 해 볼까요? 빈칸에 들어갈 단어를 맞춰 보세요.

세계적으로 대단한 케

이팝→●●→ㅋ서트→

ㅌ와이스→●타

정답		TIME
힌트	없음.☺	02:00

11
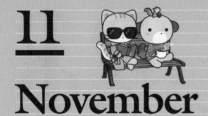

November

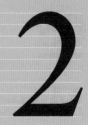

✦ 재치 퀴즈!

나무를 주면 활활 살고
물을 주면 금방 죽는
것은 무엇일까요?

정답		TIME
힌트	건조한 계절에 이걸 조심해야 합니다.	01:00

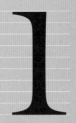
✦ 아래 낱말의 첫 글자를 조합하여 한 단어를
  만들어 보세요.

운전, 삼국지,
일기, 동물원

정답	
힌트	일본의 식민지였던 1919년 일어난 항일독립운동.

TIME

01:00

11

November

1

✦ 다음 제시어와 연관된 단어를 맞춰 보세요.

	안	전	운	전	
ㅇ	ㅈ	ㄸ			
ㄱ	ㅅ	ㄱ	ㅈ		
ㅊ	ㄹ	ㅈ	ㅅ		
ㅈ	ㅇ	ㅅ	ㅌ		

정답		TIME
힌트	없음.☺	02:00

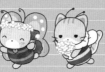
✦ 다음 제시어와 연관된 단어를 맞춰 보세요.

	비	행	기		
ㄱ	ㅎ				
ㅅ	ㅁ	ㅇ			
ㄱ	ㄴ	ㅅ			
ㅎ	ㅈ	ㄹ			

정답		TIME
힌트	없음.☺	02:00

✦ 제시된 글자와 초성을 보고 사자성어를 완성해 보세요.

애 ㅈ ㅈ ㅈ

정답	
힌트	비슷한 관용구로 '금이야 옥이야'가 있지요. 매우 아끼고 소중히 여긴다는 뜻입니다.

TIME
01:00

03

March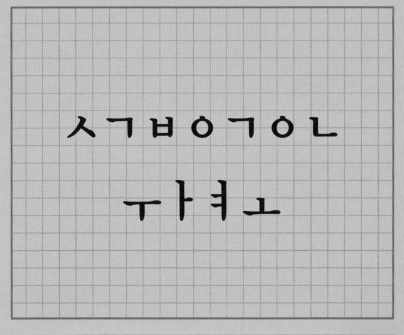

$$3$$

✦ 뒤섞여 있는 자음, 모음을 보고 사자성어를
  맞춰 보세요.

ㅅㄱㅂㅇㄱㅇㄴ

ㅜㅏㅕㅗ

정답		TIME
힌트	OO강O. 오래 살고 복을 누리며 건강하고 평안함을 말합니다.	03:00

10
October 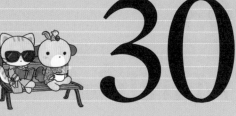 30

✦ 다음 단어들에 공통으로 들어가는 한 음절의 단어는 무엇일까요?

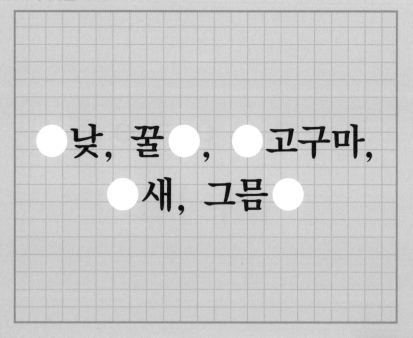

●낮, 꿀●, ●고구마,
●새, 그름●

정답		TIME
힌트	없음.☺	01:00

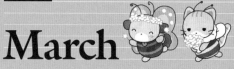
◆ 초성을 보고 속담을 맞춰 보세요.

ㅇ	ㅅ	ㅇ	도	
ㄴ	ㅁ	에	서	
ㄸ	ㅇ	ㅈ		
ㄸ	가		있	다.

정답		**TIME**
힌트	아무리 익숙한 일이라도 실수할 수 있다. 사람은 누구나 실수를 하게 마련이죠.	**01:00**

✦ 제시된 글자와 초성을 보고 사자성어를 완성해 보세요.

약 ㅇ 강 ㅅ

정답	
힌트	약한 자는 강한 자의 먹이가 된다는 의미입니다.

TIME
01:00

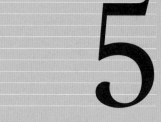
✦ 아래 낱말을 보고 공통적으로 연상되는 단어를
맞춰 보세요.

심리 분석, 미제사건
악의 마음, 스모킹건

정답	
힌트	ㅍㄹㅍㅇㄹ

TIME
02:00

10

October 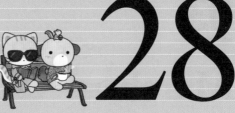 28

✦ 우리가 아는 단어 중 받침에 'ㅇ'이 들어가는 단어
다섯 개를 적어 볼까요?

예) 병 아 리

정답		TIME
힌트	없음.☺	01:00

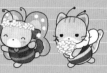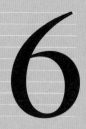
✦ 초성을 보고 사자성어를 맞춰 보세요.

ㅊ ㅊ 살 ㅇ

정답	
힌트	짧은 말로도 남에게 감동을 주거나 혹은 남의 약점을 찌를 수 있다는 뜻입니다.

TIME
01:00

10

October

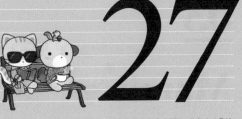

27

✦ 뒤섞여 있는 자음, 모음을 조합하여 고사성어를 완성해 보세요.

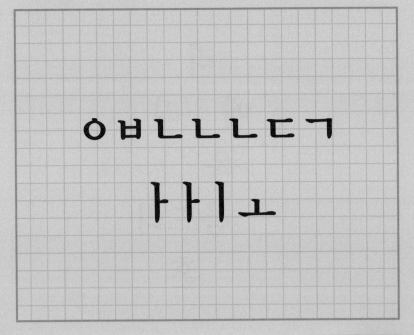

ㅇㅂㄴㄴㄴㄷㄱ

ㅏㅓㅣㅗ

정답		TIME
힌트	OO낙O. 가난하지만 욕심을 버리고 편안한 마음으로 살아가는 태도를 말합니다	02:00

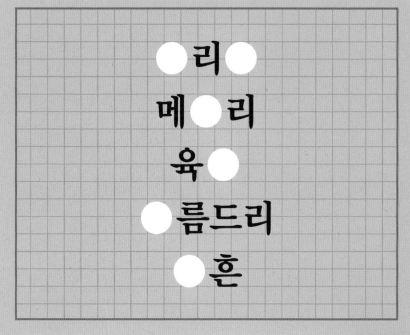
✦ 다음 빈칸에 공통으로 들어가는 한 글자는?

⬤리⬤

메⬤리

육⬤

⬤름드리

⬤흔

정답	
힌트	없음☺

TIME
02:00

10
October 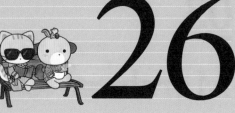 26

✦ 다음 초성을 보고 속담을 써 보세요.

ㄱ	ㄸ	도		
ㅇ	에			
ㅆ	ㄹ	ㅁ		
없	다	.		

정답		TIME
힌트	평소엔 아주 흔하게 보이던 것이 정작 필요할 때는 보이지 않는다는 뜻입니다.	02:00

✦ 빙고게임판 안에서 네 글자의 사자성어를 찾아보세요.

기	니	돌	졸
성	감	지	일
즈	합	메	수
오	이	상	삼

정답		TIME
힌트	모인 사람들이 규칙과 질서가 없는 상황을 보고 이렇다고 말하지요.	01:00

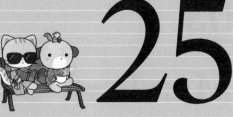
✦ 같은 숫자 찾기입니다. 세 쌍을 찾아보세요.

126	542	297	363
198	636	429	621
531	435	838	542
762	363	126	911

정답		TIME
힌트	눈을 크게 뜨세요. ^^	01:00

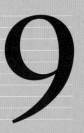

✦ 다음 초성에 맞는 속담을 써 보세요.

ㄷ	ㅅ	ㅂ	ㄹ
나	무	는	
ㄸ	ㅇ	ㅂ	ㅌ
알	아	본	다.

정답		TIME 01:00
힌트	자라서 크게 될 사람은 어릴 때부터 남다르다는 뜻. 어릴 때부터 노래를 잘 불렀던 친구는 훗날 멋진 가수가 되었어요.	

10
October 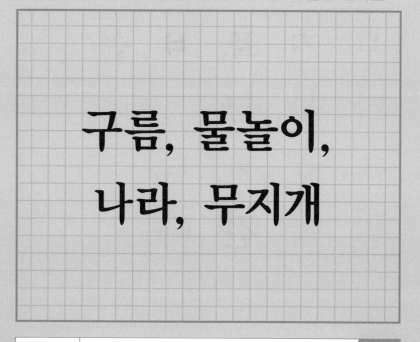 24

✦ 낱말의 첫 글자를 조합하여 한 단어를 만들어 보세요.

구름, 물놀이,
나라, 무지개

정답		TIME
힌트	없음.☺	01:00

✦ 다음 초성에 맞는 속담을 써 보세요.

	ㄱ	초	ㅂ	은
		ㄱ		
		ㅅ		
		간		

정답		TIME
힌트	1. 은혜는 죽고 난 후라도 반드시 갚는다는 뜻입니다. 2. 세 칸밖에 안 되는 아주 작은 집이라는 뜻입니다.	01:00

10
October 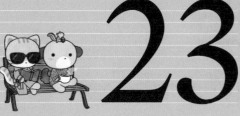 23

◆ 뒤섞여 있는 자음과 모음을 조합하여 사자성어를
완성해 보세요.

ㄱ	ㄴ	ㅈ	ㄱ		
ㅁ	ㄹ				
ㅗ	ㅣ	ㅐ	ㅏ		

정답		TIME
힌트	괴로움이 다하면 좋은 일이 온다는 뜻입니다.	03:00

◆ 쫄깃쫄깃 다양한 맛의 떡 이름을 맞춰 볼까요?

ㅊ	ㅆ	ㄸ			
ㅇ	ㅈ	ㅁ			
ㅂ	ㅅ	ㄱ			
ㄱ	ㄹ	ㄸ			
ㅅ	ㅍ				

정답		TIME
힌트	없음.☺	02:00

✦ 제시된 글자와 초성을 보고 사자성어를 완성해 보세요.

ㅇ 기 ㅇ 양

정답	
힌트	기세가 당당하거나 만족한 마음이 얼굴에 나타난 모양을 뜻합니다.

TIME

01:00

03
March
12

✦ 그림을 보고 제시된 초성에 맞는 속담을 써 보세요.

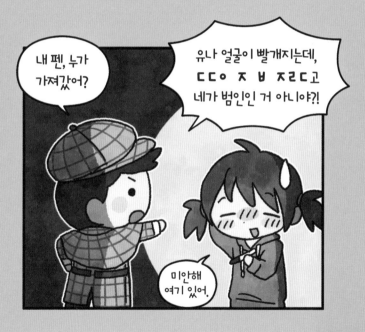

정답	
힌트	지은 죄가 있으면 그 마음이 티가 난다는 뜻입니다.

TIME
01:00

10
October
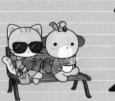
21

✦ 다음 낱말을 보고 공통적으로 떠오르는 단어 한 개를 써 보세요.

김	밥				
친	구				
추	억				
보	물	찾	기		
돗	자	리			

| 정답 | | TIME |
| 힌트 | 없음.☺ | 01:00 |

✦ 다음 초성에 맞는 고사성어를 써 보세요.

		ㅅ	ㅁ	ㅊ	ㄱ

정답		TIME
힌트	'사방에서 들려오는 초나라의 노랫소리'. 적에게 포위되어 아무에게도 도움을 받지 못하는 곤란한 상황을 말합니다.	01:00

10
October
20

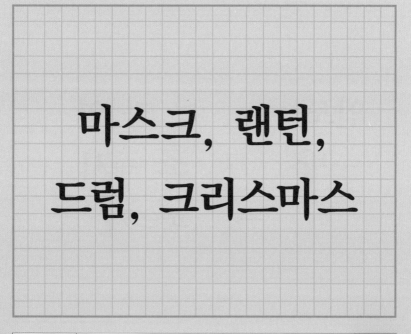

✦ 낱말의 첫 글자를 조합하여 한 단어를 만들어 보세요.

마스크, 랜턴,
드럼, 크리스마스

정답		TIME
힌트	대한민국의 남산타워, 프랑스의 에펠탑, 이집트의 피라미드.	01:00

✦ 끝말잇기를 해 볼까요?

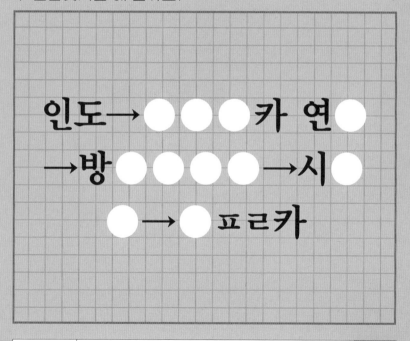

인도→●●●●카 연●

→방●●●●●→시●

●→●프르카

정답	
힌트	없음.☺

TIME
03:00

10
October

19

✦ 그림을 보고 속담을 맞춰 보세요.

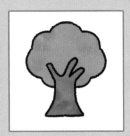
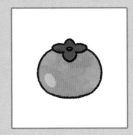
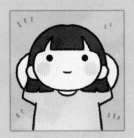

정답		TIME
힌트	노력 없이 좋은 결과만을 기다리는 사람을 뜻합니다.	03:00

✦ 초성을 보고 속담을 맞춰 보세요.

ㅈ	ㄱ	ㅁ	에	도
ㅂ		ㄷ		ㄴ
ㅇ	ㄷ.			

정답		TIME
힌트	지금 아무리 힘들고 어려워도 언젠가 좋은 날이 온다. 힘든 시간을 보내고 있는 이에게 응원의 말이 되어줄 수 있겠네요.	01:00

10
October
18

✦ 다음 글자와 초성에 맞는 사자성어를 완성해 보세요.

ㄱ ㄱ 일 ㅎ

정답	
힌트	수많은 사람들 중 빼어난 능력을 가진 사람을 말합니다.

TIME
02:00

03
March
16

✦ 스스로에게 주문을 걸듯 소리 내어 말해 봅시다.

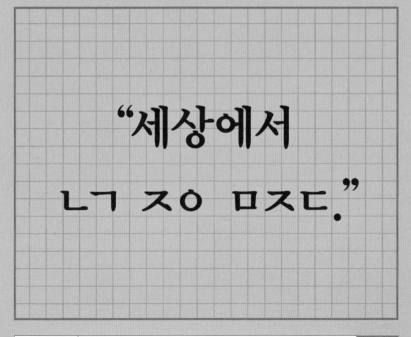

"세상에서

ㄴㄱ ㅈㅇ ㅁㅈㄷ."

정답	
힌트	없음.☺

TIME
01:00

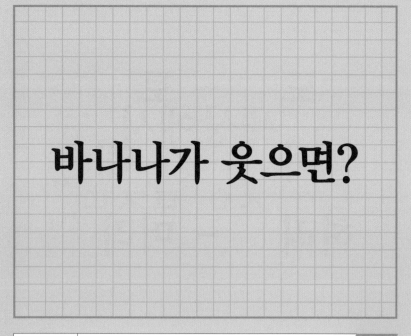
✦ 재치 퀴즈!

바나나가 웃으면?

정답		TIME
힌트	없음.☺	01:00

✦ 짝지어진 두 단어의 빈칸에 공통으로 들어가는
한 글자는?

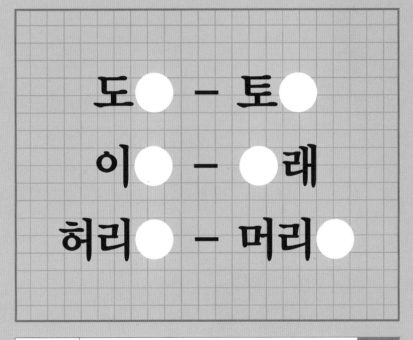

도● - 토●

이● - ●래

허리● - 머리●

정답	
힌트	없음.☺

TIME
01:00

✦ 낱말의 첫 글자를 조합하여 한 단어를 만들어 보세요.

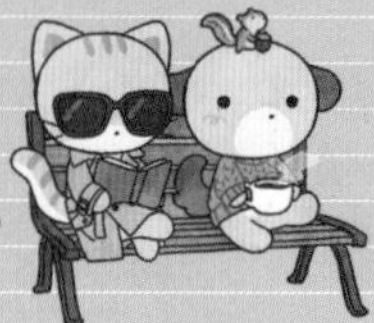

금요일, 이야기,
소설, 구두

정답	
힌트	지글지글 불판

TIME

02:00

✦ 이어지는 두 개의 사자성어를 완성해 보세요.

		ㄱ		
ㄱ	선	ㅈ	악	
		ㅁ		
		ㄷ		

정답		TIME
힌트	1. 착한 일은 권유하고 악한 일은 벌한다는 뜻입니다. 2. 누가 봐도 도리에 어긋나게 못되고 악하다는 뜻입니다.	02:00

✦ 끝말잇기를 해 볼까요?

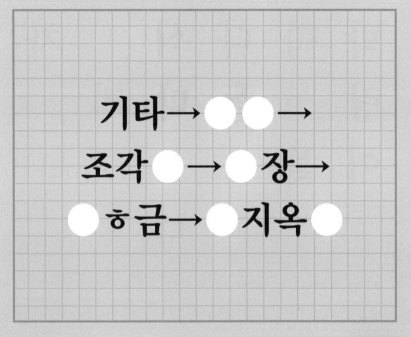

기타→●●→
조각●→●장→
●ㅎ금→●지옥●

정답	
힌트	없음.☺

TIME
02:00

✦ 낱말의 첫 글자를 조합하여 한 단어를 만들어 보세요.

박 학 다 식 , 차
량 , 돌 다 리 ,
이 불

정답		TIME
힌트	없음.☺	01:00

10

October

14

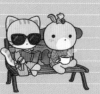

✦ 높고 푸른 하늘. 가을에 제철인 음식을 써 봅시다.

ㄱ	,	은	ㅎ	,
ㅌ	ㅁ	ㅌ	,	
ㅎ	합	,	ㄱ 구	ㅁ
ㅂ	ㅊ	,	ㄱ 메	ㄱ

정답		TIME
힌트	없음.☺	01:00

✦ 뒤섞여 있는 자음과 모음을 보고 사자성어를
   맞춰 보세요.

ㅅ	ㄴ	ㅁ	ㅁ	ㅇ	ㅁ
ㅕ	ㅜ	ㅏ	ㅜ		

정답		
힌트	첫 번째 글자와 세 번째 글자가 같아요. 세상의 모든 괴로움과 욕심등의 생각에서 벗어난 상태를 뜻합니다.	TIME 02:00

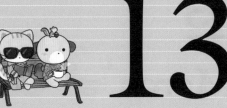
✦ 천년의 역사를 간직한 도시 경주의 문화유산을 세 개
찾아보세요.

첨	하	겨	나	석
둥	성	등	경	굴
결	오	대	차	암
세	불	국	사	부
상	가	은	인	낮

정답		TIME
힌트	없음.☺	01:00

03
March
21

✦ 초성을 보고 사자성어를 완성해 보세요.

ㅎ 설 ㅈ ㄱ

정답	
힌트	고생하면서 부지런히 공부하는 자세를 말하지요. 어려운 형편에도 이런 마음으로 공부한다면 꿈을 이룰 수 있을 거예요.

TIME
01:00

✦ 제시된 한자와 초성을 보고 사자성어를 완성해 보세요.

ㅅ 手 ㅁ ㅊ

정답		TIME
힌트	손을 묶은 듯 꼼짝없이 어찌할 도리가 없다는 뜻입니다.	02:00

✦ 그림을 보고 속담을 맞춰 보세요.

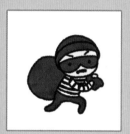  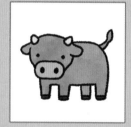

정답		TIME
힌트	사소한 거짓말이나 작은 도둑질이라도 반복하면 습관이 되어 큰 문제가 된다는 뜻입니다.	01:00

10
October

<u>10</u>

11

✦ 그림을 보고 제시된 초성에 맞는 속담을 써 보세요.

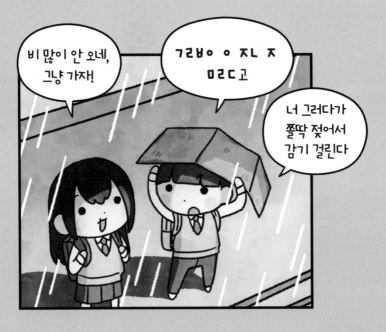

정답	
힌트	아무리 사소한 일도 반복되면 티가 나게 거대해진다는 뜻입니다.

TIME

01:00

✦ 빙고게임판 안에서 사자성어를 찾아 보세요.

기	수	졸	기
고	지	사	일
만	회	술	다
생	의	상	이

정답		TIME
힌트	거의 죽을 뻔하다가 살아난다는 뜻입니다.	01:00

10

October

10

✦ 빙고게임판 안에서 사자성어를 찾아보세요.

인	새	옹	사
고	락	필	생
대	귀	결	자
정	살	신	성

정답		TIME
힌트	모든 일은 반드시 옳은 이치로 돌아간다는 뜻입니다.	01:00

✦ 초성을 보고 속담을 맞춰 보세요.

| ㅁ | 이 | | ㅆ | 가 |
| ㄷ | ㄷ. | | | |

정답		TIME
힌트	그냥 한 말이 실제로 일어날 수 있으니 조심하라는 뜻. 항상 긍정적인 말을 한다면 그런 삶이 될 거예요.	01:00

10
October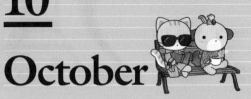
9

✦ 우리가 아는 단어 중 받침에 'ㅁ'이 들어가는 단어를
  다섯 개 적어 볼까요?

예) 잠 자 리

정답		TIME
힌트	없음.☺	02:00

03

March

25

✦ 초성을 보고 명언을 맞춰 보세요.

ㅅ	ㅍ	는			
ㅅ	ㄱ	의			
ㅇ	ㅁ	ㄴ	다 .		

정답		TIME
힌트	발명왕 에디슨의 명언이죠.	01:00

10
October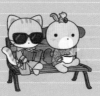

8

✦ 재치 퀴즈!

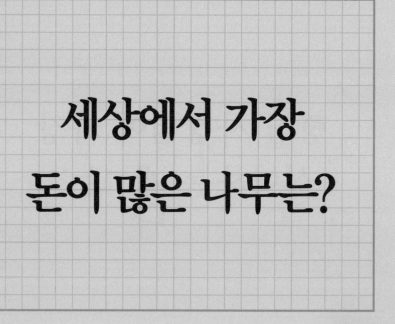

세상에서 가장
돈이 많은 나무는?

정답	
힌트	없음.☺

TIME
02:00

✦ 재치 퀴즈!

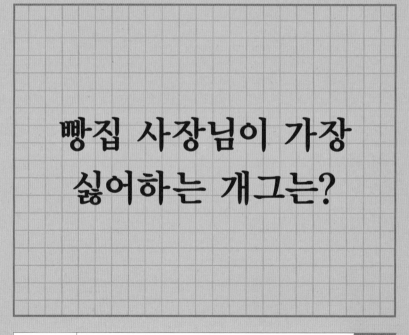

빵집 사장님이 가장
싫어하는 개그는?

정답		TIME
힌트	없음.☺	02:00

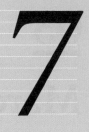

✦ 낱말의 첫 글자를 조합하여 한 단어를 만들어 보세요.

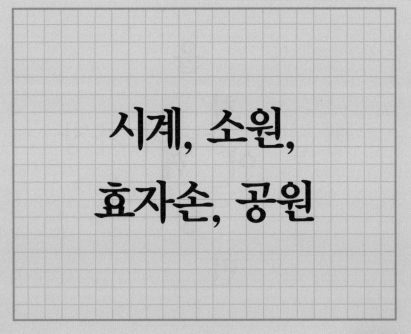

시계, 소원,
효자손, 공원

정답	
힌트	이것이 지나면 범죄에 대한 면책이 됩니다. 하지만 2015년부터 살인사건에 대해서는 이것이 폐지되었습니다.

TIME
01:00

✦ 다음 빈칸에 공통으로 들어가는 한 글자는?

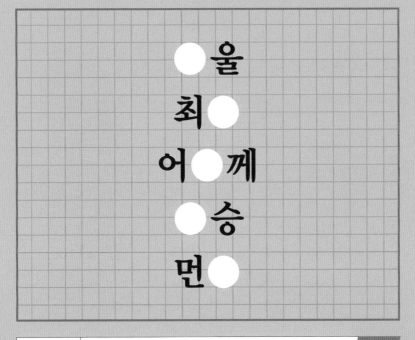

○울

최○

어○께

○승

먼○

정답		TIME
힌트	없음.☺	01:00

10
October

6

✦ 다음 낱말들을 보고 떠오르는 단어를 써 보세요.

추	석			
소	원			
동	그	라	미	
하	늘			
두	손	모	아	

		TIME
정답		⏰
힌트	없음.☺	01:00

03
March

28

✦ 다음 초성에 맞는 고사성어를 완성해 보세요.

ㅈ	ㅍ	ㅈ	기
ㅂ	ㅈ	ㅂ	태

정답		
힌트	너를 알고 나를 안다. 상대와 나를 잘 알면 백 번 싸워도 위태롭지 않다는 뜻이지요.	TIME 02:00

✦ 다음 초성에 맞는 속담을 써 보세요.

ㅁ		ㅃ	ㅈ	
ㄷ	ㅇ			
ㅁ		ㅂ	ㄱ.	

정답		TIME
힌트	체중 감량을 하겠다면서 식사 조절과 운동을 하지 않고 다이어트 보조제만 먹는다면 딱 이렇다고 말할 수 있겠네요.	01:00

03
March
29

✦ 초성을 보고 기념일을 맞춰 보세요.

ㅅ	ㅁ	ㅇ		
ㅂ	ㅂ	ㅇ	ㄴ	
ㅎ	ㅊ	ㅇ		
ㅂ	ㅊ	ㄴ	ㅇ	ㅅ	ㄴ
ㅋ	ㄹ	ㅅ	ㅁ	ㅅ	

정답		TIME
힌트	없음.☺	03:00

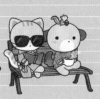 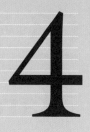
✦ 낱말의 첫 글자를 조합하여 한 단어를 만들어 보세요.

트위스트, 전기,
안경, 벨소리

정답	
힌트	없음.☺

TIME
01:00

✦ 다음 초성에 맞는 속담을 써 보세요.

ㅍ		ㄴ	ㅇ	
ㄷ	ㅅ.			

정답	
힌트	조금도 틀림없이 확실히 일이 진행된다는 뜻. 한국 대표 팀의 우승은 'ㅇ ㅇㅇ ㅇㅇ'이다.

TIME

01:00

10

October

3

✦ 다음 제시어와 연관된 단어를 맞춰 보세요.

		등	산		
ㄷ	ㅅ	ㅎ			
ㅁ	,	ㄱ	ㅅ		
ㅂ	ㅅ				
ㅂ	ㅌ	ㄹ			

정답		TIME
힌트	없음.☺	02:00

03

March

31

✦ 다음 초성을 보고 사자성어를 써 보세요.

	ㅇ 매 불 ㅁ			

정답		TIME
힌트	자나 깨나 잊지 못한다는 뜻입니다. 조부모가 이런 마음으로 손자, 손녀를 기다리지요.	01:00

10

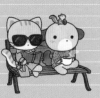

October

2

✦ 가을은 등산하기 좋은 계절이죠. 어느 산이 좋을까, 산 이름을 맞춰 볼까요?

ㅅ	ㄹ	ㅅ		
ㄴ	ㅅ			
ㅂ	ㅎ	ㅅ		
ㅎ	ㄹ	ㅅ		
ㅇ	ㄷ	ㅅ		

정답		TIME
힌트	없음.☺	02:00

04

April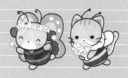

1

✦ 다음 초성에 맞는 속담을 맞춰 보세요.

ㅈ	ㄹ	ㅇ	ㄷ
ㅂ	ㅇ	ㅁ	
ㄲ	ㅌ	ㅎ	ㄷ.

정답		
힌트	조용한 성격의 친구나 부당한 대우를 받던 동료가 크게 화를 내면 이렇다고 하죠.	TIME 01:00

✦ 재치 퀴즈!

우리나라 사람들이
다 같이 쓰는 가위는
무엇일까요?

정답		TIME
힌트	가위는 맞는데, 자를 수는 없네요.	02:00

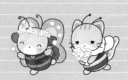

✦ 재치 퀴즈!

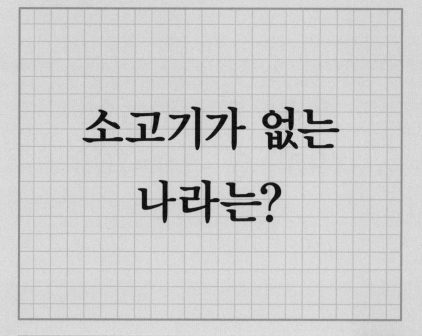

소고기가 없는
나라는?

정답		TIME
힌트	진짜 나라 이름 중에서 찾고 있는 건 아니겠죠?	02:00

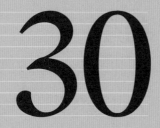

09
September
30

✦ 빈칸에 들어갈 수학 기호는 무엇일까요?

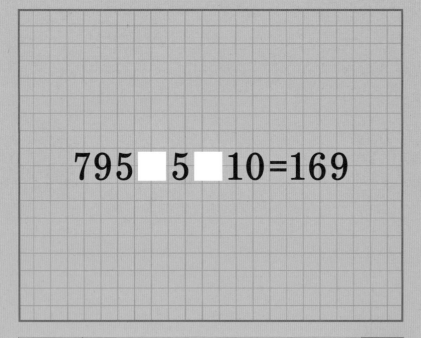

795 ▢ 5 ▢ 10 = 169

정답		TIME
힌트	없음.☺	03:00

04

April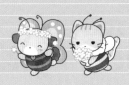

3

✦ 다음 제시어와 연관된 단어를 맞춰 보세요.

영 화 관

ㅅ	ㅇ	ㅅ	ㄱ	ㅍ
ㅌ	ㅋ			
ㅂ	ㅅ	ㅇ	ㅍ	ㅅ
ㅍ	ㅋ			

정답		TIME
힌트	없음.☺	02:00

09
September

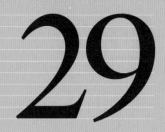

29

◆ 수학 문제를 풀어 봅시다.^^

1킬로미터 거리에
50미터 간격으로 은행나무를
심으려고 합니다.
총 몇 그루가 필요할까요?
(단, 은행나무의 두께는 고려하지 않음.)

정답	
힌트	출발점부터 심기 시작해요.

TIME

03:00

04

April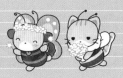

4

✦ 아래 낱말의 첫 글자를 조합하여 한 단어를 만들어 보세요.

학 사 모 , 행 정
실 , 여 수 , 수
세 미

정답		TIME
힌트	없음.☺	01:00

09
September

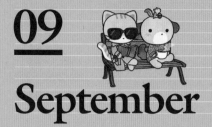

28
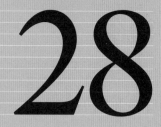

✦ 제시된 글자와 초성을 보고 사자성어를 완성해 보세요.

	애	ㅈ	ㅈ	ㅈ

정답		TIME
힌트	비슷한 관용구로 '금이야 옥이야'가 있지요. 매우 아끼고 소중히 여긴다는 뜻입니다.	01:00

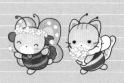
✦ 초성을 보고 고사성어를 맞춰 보세요.

ㅇ ㄱ ㅇ ㅅ

정답		
힌트	'어리석은 자가 산을 옮긴다.' 남들이 보기에 어리석어 보여도, 한 가지를 꾸준히 하면 결국 큰일을 해낸다는 뜻.	TIME 02:00

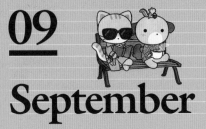
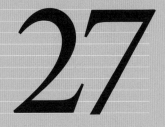

✦ 다음에 제시된 한자와 초성을 보고 사자성어를 완성해 보세요.

ㄱ ㅅ ㅇ 生

정답		TIME
힌트	죽을 고비를 여러 번 넘기고 겨우 살아남을 뜻합니다.	01:00

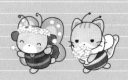
✦ 아래 낱말을 보고 공통적으로 연상되는 단어를 맞춰 보세요.

냉	이			
춘	곤	증		
개	구	리		
찔	레	꽃		
새	학	기		

정답		TIME
힌트	없음.☺	01:00

09

September

26

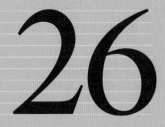

✦ 초성을 보고 속담을 맞춰 보세요.

ㅅ	ㅇ		대	고
ㅋ		ㅍ	기	.

정답		TIME
힌트	자신의 힘 하나 안 들이고 해결하려는 상황.	01:00

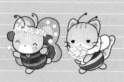

✦ 다음 초성에 맞는 속담을 써 보세요.

ㄲ		먹	ㄱ
ㅇ		먹	ㄱ .

정답		TIME
힌트	방 청소를 했더니 잃어버렸던 지폐도 찾고 방도 깨끗해졌어요.	01:00

09

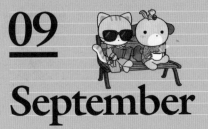

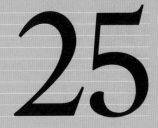

September

25

✦ 우리가 아는 단어 중 받침이 없는 단어를 세 개 적어 볼까요?

예) 마 스 크

정답					TIME
힌트	없음.☺				02:00

April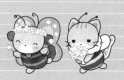

8

✦ 시대의 변화에 따라 새롭게 등재된 직업입니다.
초성에 해당하는 단어를 맞춰 보세요.

ㄹ ㅂ 정 비 사

ㄷ ㅁ 보 건 사

정답	
<u>힌트</u>	주위에서 흔히 보고 들을 수 있는 것들이에요.

TIME

02:00

09

September

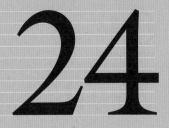

24

✦ 같은 숫자 찾기입니다. 세 쌍을 찾아보세요.

21	32	28	92	54
23	52	11	19	32
62	72	92	29	48
13	53	23	37	99

정답		TIME
힌트	눈을 크게 뜨세요. ^^	02:00

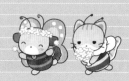

✦ 다음 빈칸에 공통으로 들어가는 한 글자는?

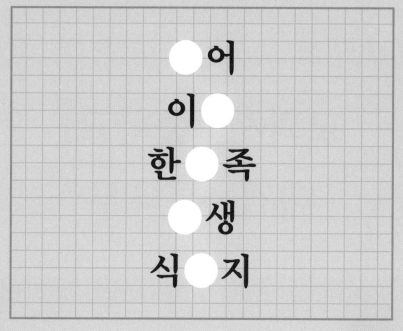

○어

이○

한○족

○생

식○지

정답		TIME
힌트	없음.☺	02:00

◆ 낱말의 첫 글자를 조합하여 한 단어를 만들어 보세요.

교과서, 중학교, 대결, 통나무

정답	
힌트	없음.☺

<u>04</u>

April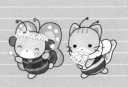

10

✦ 뒤섞여 있는 자음, 모음을 보고 여섯 음절을
맞춰 보세요.

ㄹ	ㄷ	ㄷ	ㄱ	ㅅ	ㅇ
ㅏ	ㅣ	ㅓ	ㅏ	ㅜ	ㅏ

정답		TIME
힌트	ㅇ ㅇㅇ가 ㅇ사. 건강한 삶을 위해서는 무엇보다 걷기 운동이 최고죠! 푸른 잎 돋아나는 계절을 느끼며 산책해 볼까요?	02:00

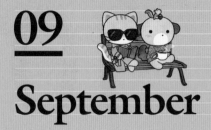

✦ 그림을 보고 속담을 맞춰 보세요.

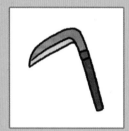 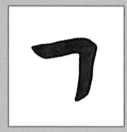 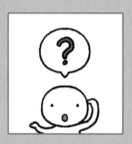

정답		TIME
힌트	아는 것이 없고 배움이 부족하다는 뜻입니다.	01:00

✦ 다음 초성에 맞는 사자성어를 완성해 보세요.

ㅍ 죽 ㅈ ㅅ

정답	
힌트	대나무를 쪼개는 기세. 적을 거침없이 물리치고 앞으로 나아가는 상태를 뜻하지요.

TIME
01:00

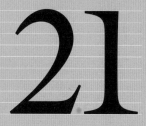

✦ 제시된 글자와 초성을 보고 사자성어를 완성해 보세요.

피 풍 ㅈ ㅇ

정답		TIME
힌트	폭풍이 오기 전날 밤, 매우 큰일이 닥치기 직전의 단계를 뜻합니다.	01:00

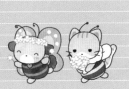
✦ 다음 글자와 초성에 맞는 사자성어를 완성해 보세요.

三 ㄱ ㅊ 려

정답		TIME 01:00
힌트	작가라는 직업은 요즘 핫한 스타를 섭외하기 위해 세 번을 찾아가 부탁하기도 해요.	

09

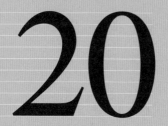

September

20

✦ 짝지어진 두 단어의 빈 칸에 공통으로 들어가는 한 글자는 무엇일까요?

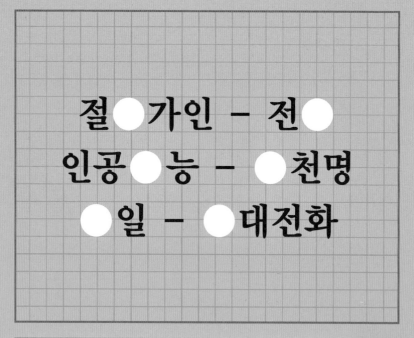

절●가인 – 전●
인공●능 – ●천명
●일 – ●대전화

정답		TIME
힌트	없음.☺	01:00

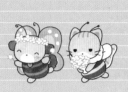

✦ 초성을 보고 속담을 맞춰 보세요.

ㅎ	ㄹ	ㄱ	ㅇ	ㅈ
범		ㅁ	ㅅ	ㅇ
ㅈ		ㅁ	ㄹ	ㄷ.

정답		TIME
힌트	상대를 잘 파악하지 않은 채 함부로 덤빈다. 경험과 지식이 부족한 사람이 멋대로 행동하면 어른들이 이렇게 말하죠.	01:00

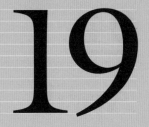

✦ 세계의 수도 세 곳을 찾아보세요.

카	나	리	복	어	베
세	이	심	사	이	사
어	트	로	징	송	탕
불	프	라	하	베	이
울	듯	곡	렌	드	용

정답		TIME
힌트	없음.☺	03:00

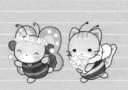

✦ 그림을 보고 제시된 초성에 맞는 속담을 써 보세요.

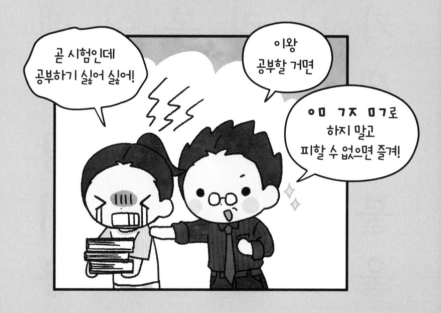

정답		TIME
힌트	싫은 일이지만 꼭 참으며 억지로 한다는 뜻입니다.	01:00

✦ 낱말의 첫 글자를 조합하여 한 단어를 만들어 보세요.

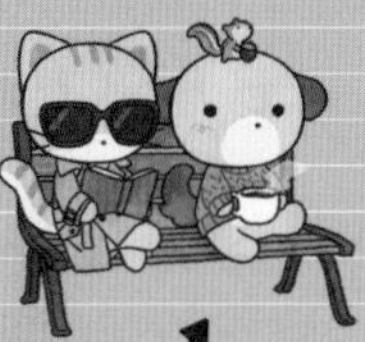

기도, 차량,
제주도, 기침

정답	
힌트	없음.☺

TIME
01:00

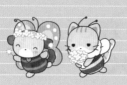
✦ 초성을 보고 속담을 맞춰 보세요.

ㅅ 넘어
ㅅ 이다.

정답	
힌트	갈수록 어렵고 힘든 일만 생긴다는 뜻입니다.

TIME
01:00

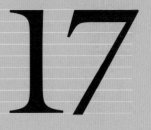
✦ 제시된 글자와 초성을 보고 사자성어를 완성해 보세요.

ㅂ ㅁ ㅅ 몽

정답		
힌트	완전히 잠이 들지도 깨어나지도 않은 어렴풋한 상태를 뜻합니다.	

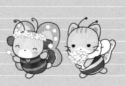

✦ 이어지는 두 개의 사자성어를 완성해 보세요.

				ㅇ	
				ㅇ	
				無	
			ㅂ	ㅊ ㅈ 야	

정답		**TIME**
힌트	1. 일이 있는지 없는지 모르게 흐지부지하게 된 상황. 2. 밤낮을 가리지 않고 쉴 새 없이 열심히 한다는 뜻.	**02:00**

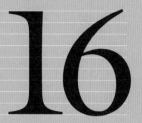

✦ 다음 초성에 맞는 속담을 써 보세요.

| ㅇ | ㅁ | | ㅇ | |
| ㄱ | ㄱ | ㄹ | . | |

정답		TIME
힌트	자신이 부족한 줄 깨닫지 못하고 자기 가 아는 것, 자기 눈에 보이는 것만이 세상의 전부라 생각하는 사람을 뜻하죠.	01:00

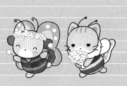

✦ 다음 초성에 맞는 속담을 맞춰 보세요.

ㅂ	ㄱ		좋	은
ㄸ	ㅇ		ㅁ	ㄱ	ㄷ
좋	다	.		

정답		TIME
힌트	내용이 훌륭하면 겉모양도 좋게 보인다는 뜻입니다. 빨갛고 동그란 사과가 맛도 최고네요.	01:00

09
September

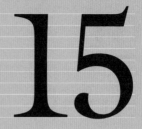

15

✦ 다음 초성에 맞는 말을 써 보세요.

ㄷ	ㄷ	ㄹ	도		
ㄷ	ㄷ	ㄹ		ㅂ	ㄱ
건	너	라	.		

정답		
힌트	잘 아는 일이라도 꼼꼼하게 확인하라는 뜻. 오래 알고 지낸 친구와의 돈거래나 투자에도 이런 지혜가 필요하겠네요.	TIME 01:00

04

April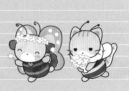

18

✦ 뒤섞여 있는 자음과 모음을 보고 사자성어를 찾아보세요.

ㄹ	ㄷ	ㄱ	ㄷ	ㅇ
ㄱ	ㅇ			
ㅗ	ㅏ	ㅗ	ㅗ	

정답		TIME
힌트	괴로움도 즐거움도 늘 함께한다는 뜻입니다. "나와 내 단짝은 슬플 때나 기쁠 때나 늘 함께 있는 사이예요."	01:00

09

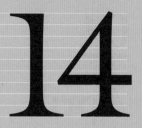

September

14

✦ 다음 단어들을 보고 공통으로 연상되는 낱말을 써 보세요.

물				
등	산			
요	금			
플	라	스	틱	
벌	칙			

정답		TIME
힌트	없음.☺	02:00

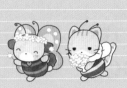
✦ 다음 한자와 초성에 맞는 사자성어를 완성해 보세요.

ㅅ 見 ㅈ ㅁ

정답		
힌트	미래에 어떤 변화가 생길지 미리 파악하고 준비하는 사람에게 이것이 있다고 말하지요.	TIME 01:00

✦ 빈칸에 공통으로 들어가는 두 글자는 무엇일까요?

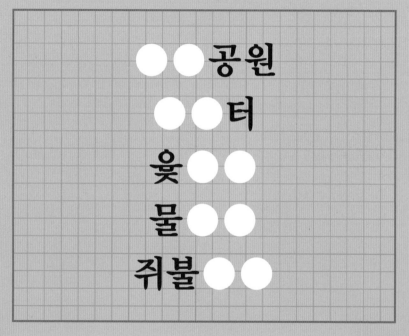

●●공원

●●터

윷●●

물●●

쥐불●●

정답	
힌트	없음.☺

TIME

01:00

04

April 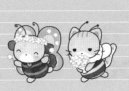 20

✦ 그림을 보고 속담을 맞춰 보세요.

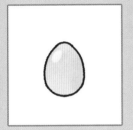 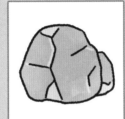 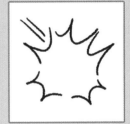

정답		 TIME 01:00
힌트	어떻게든 이기려 해도 이길수 없는 상황, 도저히 불가능한 상황에서 이렇게 말하지요.	

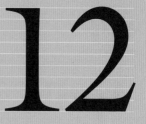

✦ 제시된 글자와 초성을 보고 사자성어를 완성해 보세요.

ㅅ 옹 ㅈ ㅁ

정답	
힌트	힘든 일 끝에 좋은 일이 생기고, 인생은 이것과 같죠.

TIME
01:00

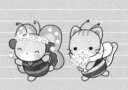

✦ 초성을 보고 속담을 맞춰 보세요.

ㄴ ㅇ ㅅ
ㅊ ㅂ ㄱ.

정답	
힌트	남에게 해를 입히려고 한 일이 다시 나에게 돌아온다는 뜻.

TIME
01:00

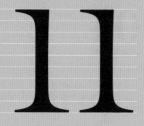

✦ 다음 낱말들을 연결하여 공통적으로 떠오르는
단어 한 개를 써 보세요.

빨	간	색			
가	을				
꼬	리				
겹	눈				

| 정답 | | TIME |
| 힌트 | 없음.☺ | 02:00 |

04
April 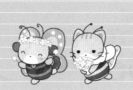 22

✦ 재치 퀴즈!

혼자 있으면 싱글!
둘이 있으면?

정답		TIME
힌트	나들이 가기 딱 좋은 계절, 봄입니다. 사랑하는 사람과 꽃구경을 가면 표정이 ㅅㄱㅂㄱ!	01:00

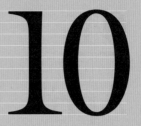

09

September

10

✦그림을 보고 제시된 초성에 맞는 속담을 써 보세요.

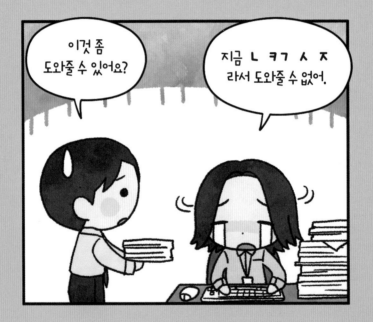

정답		TIME
힌트	내 상황이 어려워서 남을 도와줄 여유가 없다는 뜻입니다.	01:00

04

April 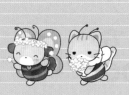 23

✦ 어떤 직업일까요? 초성을 보고 맞춰 보세요.

ㅅ	ㅅ	ㄴ		
ㄱ	ㅎ	ㅇ	ㅇ	
ㅂ	ㅎ	ㅅ		
ㅂ	ㅅ	ㅈ	ㄱ	
ㄱ	ㅊ			

정답		TIME
힌트	없음.☺	02:00

09

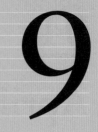

September

9

✦ 우리가 아는 단어 중 초성 'ㅈㅇㅅ'으로 이루어진
단어를 세 개 적어 볼까요?

예)	졸	업	식		

정답		TIME
힌트	없음.☺	02:00

04

April

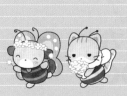

24

✦ 아래 낱말을 보고 공통적으로 연상되는 단어를 맞춰 보세요.

그물, 잔디, 11명
달리기, 검정과 흰색

정답	
힌트	없음.☺

TIME
01:00

09

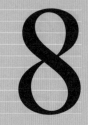

September

8

✦ 뒤섞여 있는 자음과 모음을 조합하여 사자성어를 완성해 보세요.

ㄱ	ㄱ	ㄱ	ㄹ	ㄴ	
ㄴ	ㅁ	ㅇ			
ㅗ	ㅏ	ㅏ	ㅏ		

정답		TIME
힌트	남에게 입은 은혜가 너무나 고마워서 뼈에 새겨질 만큼 잊혀지지 않는다는 뜻입니다.	01:00

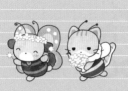
✦ 우리나라의 강 이름을 맞춰 보세요.

ㅎ	ㄱ				
ㄴ	ㄷ	ㄱ			
ㅎ	ㅌ	ㄱ			
ㄱ	ㄱ				
ㅅ	ㅇ	ㄱ			

정답		TIME
힌트	없음.☺	02:00

✦ 빈 칸에 공통으로 들어가는 한 글자는 무엇일까요?

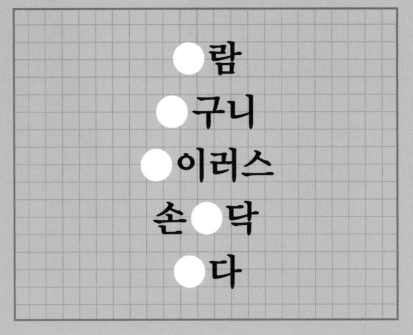

◯람

◯구니

◯이러스

손◯닥

◯다

정답		TIME
힌트	없음.☺	01:00

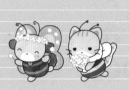
✦ 같은 숫자 세 쌍을 찾아보세요.

83	76	57	77	47
92	21	26	83	32
62	43	47	66	44
56	45	59	38	25
25	20	24	73	81

정답	
힌트	없음.☺

TIME
02:00

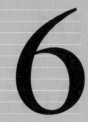
✦ 끝말잇기를 해 볼까요?

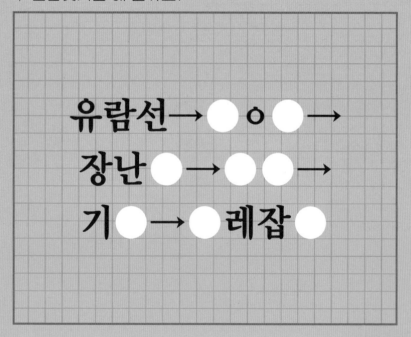

유람선→●ㅇ●→

장난●→●●→

기●→●레잡●

정답		TIME
힌트	없음.☺	01:00

04

April

27

✦ 다음 초성에 맞는 사자성어를 완성해 보세요.

<table>
<tr><td></td><td></td><td></td><td></td><td></td></tr>
<tr><td></td><td></td><td></td><td></td><td></td></tr>
<tr><td></td><td>ㅎ</td><td>익</td><td>ㅇ</td><td>ㄱ</td></tr>
<tr><td></td><td></td><td></td><td></td><td></td></tr>
<tr><td></td><td></td><td></td><td></td><td></td></tr>
</table>

정답		TIME
힌트	단군이 고조선을 세울 당시 건국 이념으로 '널리 인간을 이롭게 한다'는 뜻입니다.	01:00

09

September

5

✦ 빙고게임판 안에서 네 글자의 고사성어를 찾아 보세요.

챗	마	카	조
대	기	만	성
오	타	면	로
일	심	잘	법

정답		**TIME**
힌트	큰 그릇을 만드는 데 오랜 시간이 걸리듯, 크게 될 사람은 늦게 이루어짐을 뜻합니다.	**01:00**

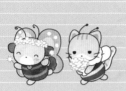

✦ 이어지는 두 개의 사자성어를 완성해 보세요.

	십	ㅅ	ㅇ	ㅂ
	ㄴ			
	ㄱ			
	ㅅ			

정답		TIME
힌트	1. 여러 사람이 조금씩 힘을 합하면 큰 도움이 된다는 뜻. 2. 어떤 일에 매우 놀라거나 걱정스러운 일을 겪었다는 뜻.	 02:00

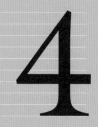

09
September

4

✦ 재치 퀴즈!

인디언 부족의 지도자 '추장'
보다 더 높은 것은 뭘까요?

'추장' 위에 ●●●,
그 위에 ●●●●!

정답		TIME
힌트	비빔밥에 필수!	02:00

<u>04</u>

April

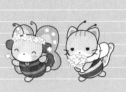

29

✦ 초성을 보고 속담을 맞춰 보세요.

ㅂ	ㅂ	ㄷ		
ㅂ	ㄲ	ㅇ		
더		ㅋ다.		

정답		TIME
힌트	기본이 되는 것보다 그걸 위한 겉치레가 더 많은 상황. 작은 선물을 샀는데, 상자에 리본까지 포장 값이 더 비싸네요.	01:00

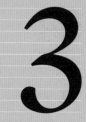

09

September

3

✦ 뒤섞여 있는 자음과 모음을 조합하여 사자성어를 완성해 보세요.

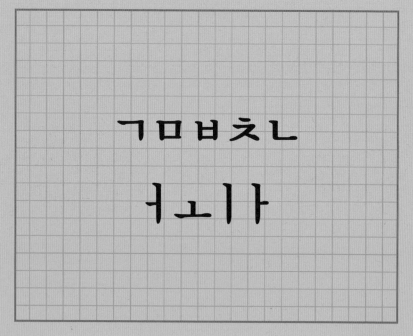

ㄱ ㅁ ㅂ ㅊ ㄴ

ㅓ ㅗ ㅣ ㅏ

정답		TIME
힌트	○○○비. 하늘은 높고 말은 살이 찐다는 뜻으로, 가을이 매우 좋은 계절임을 뜻합니다.	01:00

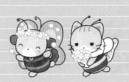

✦ 빈칸에 공통으로 들어가는 한 글자는 무엇일까요?

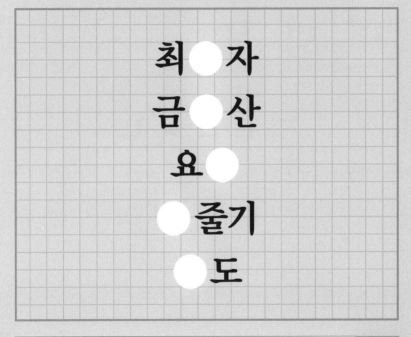

최◯자

금◯산

요◯

◯줄기

◯도

정답	
힌트	없음.☺

TIME
01:00

09

September

2

✦ 낱말의 첫 글자를 조합하여 한 단어를 만들어 보세요.

버 팀 목, 시 냇
물, 스 티 커,
내 년

정답		TIME
힌트	없음.☺	01:00

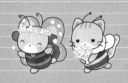
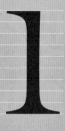

✦ 낱말의 첫 글자를 조합하여 한 단어를 만들어 보세요.

임금님, 저고리, 최전선, 금요일

정답	
힌트	없음.☺

TIME
01:00

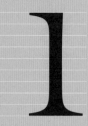

September

✦ 아래 낱말을 보고 공통적으로 연상되는 단어를
  맞춰 보세요.

바람, 과녁, 10,
심박수, 화랑

정답	
힌트	없음.☺

TIME
01:00

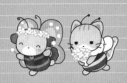

✦ 알록달록 다양한 꽃 이름을 맞춰 볼까요.

ㅈ	ㅁ			
ㄴ	ㅍ	ㄲ		
ㅈ	ㄷ	ㄹ		
ㅋ	ㄴ	ㅇ	ㅅ	
ㅌ	ㄹ			

정답		TIME
힌트	없음.☺	01:00

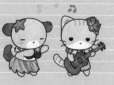

✦ 가로, 세로, 대각선으로 3음절 단어 세 개를
   찾아보세요.

각	옆	이	탄	방
불	와	구	눌	부
하	명	은	리	제
큰	서	테	생	종
좌	콩	운	라	만

정답	
힌트	눈을 크게 뜨세요. ^^

TIME
02:00

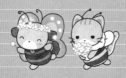

✦ 그림을 보고 사자성어를 맞춰 보세요.

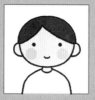 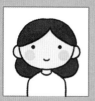 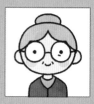

정답		
힌트	남자와 여자, 노인과 젊은이를 두루 아우르는 말, 즉 모든 사람을 뜻합니다.	 TIME 01:00

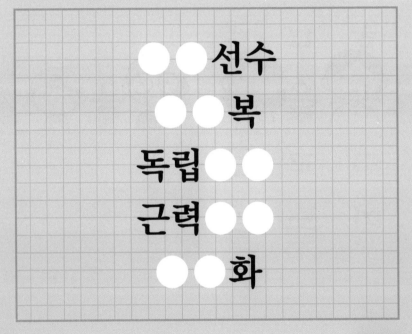
◆ 빈칸에 공통으로 들어가는 두 글자는 무엇일까요?

●●선수

●●복

독립●●

근력●●

●●화

정답		TIME
힌트	없음.☺	01:00

05
May

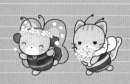

4

✦ 다음 초성에 맞는 단어는 무엇일까요?

ㅎ	ㅁ	로			
막	을		것	을	
ㄱ	ㄹ	로			
막	는	다 .			

정답		**TIME** 01:00
힌트	적은 힘으로 해결할 수 있었던 일인데, 방치하여 크게 힘을 들인다는 뜻입니다.	

08
August
29

✦ 재치 퀴즈!

세상에서 가장 발이
빠른 벌레는?

정답		TIME
힌트	없음.☺	02:00

05

May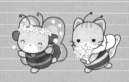

5

✦ 다음 단어들 중에서 '어린이날'과 관련된 것을 모두 골라 볼까요?

장난감, 할아버지,
텔레비전, 우산,
놀이동산, 5월,
주차장, 어린이

정답		TIME
힌트	없음.☺	01:00

August

28

✦ 다음 단어들 중 '생일' 하면 떠오르는 것들을
모두 골라 볼까요?

나이, 교과서, 설날,
파티, 학교, 케이크,
신발, 선물, 퍼즐

정답		TIME
힌트	없음.☺	01:00

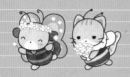
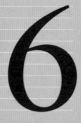
✦ 다음 제시어와 연관된 단어를 맞춰 보세요.

		가	수		
ㅋ	ㅅ	ㅌ			
ㅋ	ㅁ	ㄹ			
ㅍ	ㅋ	ㄹ			
ㅁ	ㅇ	ㅋ			

정답		TIME
힌트	없음.☺	02:00

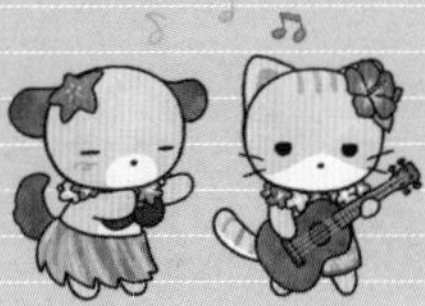

✦ 제시된 한자와 초성을 보고 사자성어를 완성해 보세요.

有 ㄱ 無 ㅇ

정답	
힌트	"입이 열 개라도 할 말이 없습니다."

TIME
01:00

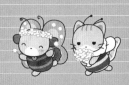

✦ 낱말의 첫 글자를 조합하여 한 단어를 만들어 보세요.

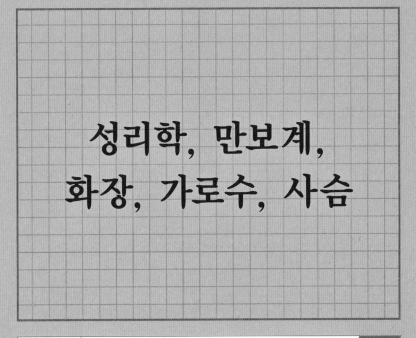

성리학, 만보계,
화장, 가로수, 사슴

정답		TIME
힌트	집안이 화목하면 모든 일이 잘된다는 뜻입니다.	01:00

08

August 26

✦ 제시된 글자와 초성을 보고 사자성어를 완성해 보세요.

비 ㅇ 비 ㅈ

정답	
힌트	한두 번이 아니라는 말로, 흔하게 많다는 뜻입니다.

TIME
01:00

05

May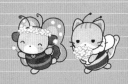

8

✦ 보내는 사람도 받는 사람도 기분 좋은 메시지예요.
초성을 보고 문장을 완성해 보세요.

ㅋ	ㅇ		ㅈ	ㅅ	ㅅ
ㄱ	ㅅ	ㅎ	ㄴ	ㄷ	.
ㅅ	ㄹ	ㅎ	ㅇ	!	♥

정답		TIME
힌트	어버이날 부모님께 이런 문자 다들 보내시죠?	01:00

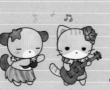
✦ 다음 초성에 맞는 속담을 써 보세요.

ㅅ		ㅇ	ㄱ	
ㅇ	ㅇ	ㄱ		고 친
다 .				

정답		
힌트	어떤 상황에 미리 대비하지 않고 있다가 일이 발생하고 나서 뒤늦게 해결하려는 어리석은 행동을 뜻합니다.	TIME 01:00

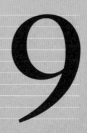
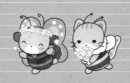

✦ 그림을 보고 제시된 초성에 맞는 속담을 써 보세요.

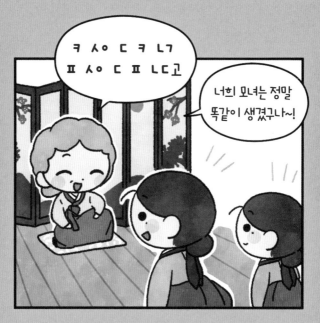

정답	
힌트	모든 일이 원인에 따라 결과가 나온다는 뜻입니다.

TIME
01:00

08

August

24

◆ 우리가 아는 단어 중 초성 'ㄱㄹㅇ'으로 이루어진 단어를 3개 적어 볼까요?

예) 가 루 약

정답		TIME
힌트	없음.☺	02:00

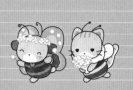

✦ 재치 퀴즈!

세상에서 가장
잔인한 비빔밥은?

정답		TIME
힌트	비빔밥의 종류를 잘 생각해 보세요. ^^	01:00

08

August

23

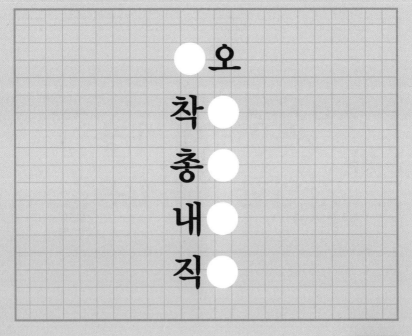

✦ 빈 칸에 공통으로 들어가는 한 글자는 무엇일까요?

○오
착○
총○
내○
직○

정답	
힌트	없음.☺

TIME
02:00

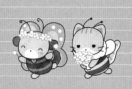
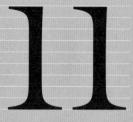

✦ 초성과 앞뒤 글자를 보고 나라 이름을 맞춰보세요!

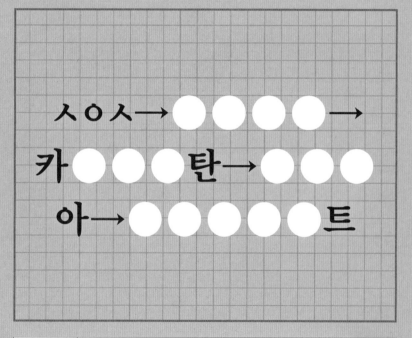

ㅅㅇㅅ → ●●●● →

카 ●●● 탄 → ●●●

아 → ●●●●● 트

정답		TIME
힌트	없음.☺	03:00

08
August
22

✦ 다음 한자와 초성을 보고 사자성어를 완성해 보세요.

	ㅅ	ㅅ	ㅅ	考

정답		TIME
힌트	"섣불리 하겠다고 나서지 말고, ○○○고해서 결정해."	01:00

05
May

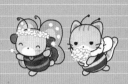
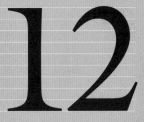

12

✦ 아래 낱말을 보고 공통적으로 연상되는 단어를
맞춰 보세요.

천국, 엄마, 소풍,
옆구리, 도시락

정답		TIME
힌트	라면과 먹으면 꿀 조합!	02:00

✦ 수학 문제를 풀어 봅시다.^^

$$11 \times 11 =$$

$$13 \times 13 =$$

$$15 \times 15 =$$

$$17 \times 17 =$$

$$19 \times 19 =$$

정답		TIME
힌트	계산기 쓰고 싶으시죠? 연필 쥐고 세로셈을 해 봅시다.^^	03:00

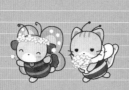

✦ 낱말의 첫 글자를 조합하여 한 단어를 만들어 보세요.

화장품, 전국,
대학교, 휴게실

정답	
힌트	없음.☺

TIME
01:00

08
August
20

✦ 그림을 보고 속담을 맞춰 보세요.

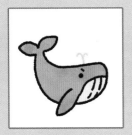 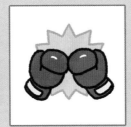 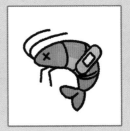

정답		TIME
힌트	힘이 세고 강한 자들의 싸움에 약한 사람이 끼어 피해를 본다는 뜻입니다.	01:00

05

May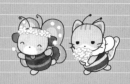

14

✦ 뒤섞여 있는 자음과 모음을 조합하여 사자성어를 완성
해 보세요.

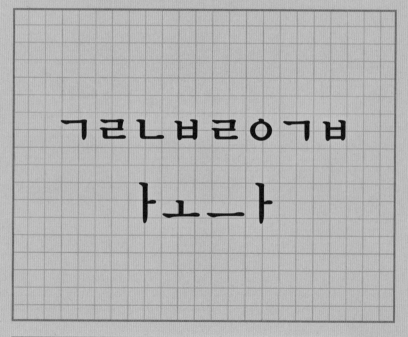

ㄱㄹㄴㅂㄹㅇㄱㅂ

ㅏㅗㅡㅏ

정답		TIME
힌트	○○○박. 서로 자신의 주장을 내세우며 상대편의 주장을 반박한다는 뜻입니다.	02:00

08

August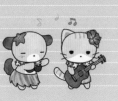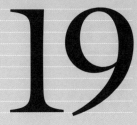

19

✦ 같은 숫자 찾기입니다. 세 쌍을 찾아보세요.

29	35	43	72	19
49	34	84	63	91
26	58	72	35	94
38	24	87	43	54

정답		TIME
힌트	눈을 크게 뜨세요. ^^	02:00

05

15

May

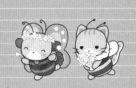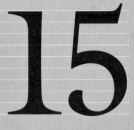

✦ 다음 곡 빈칸의 가사를 맞춰 보세요.

♫〈스승의 은혜〉(1절)

작사 강소천, 작곡 권길상

"… 참되거라 바르거라 가르쳐 주
신 스승은 ●●의 ●●●시다.
… 아아 ●●하리 스승의 ●●."
♫

정답		TIME
힌트	없음.☺	01:00

08

August

18

✦ 낱말의 첫 글자를 조합하여 한 단어를 만들어 보세요.

플	롯	,		애	벌	레
인	어	,		파	랑	새

정답		TIME
힌트	없음.☺	01:00

05
May
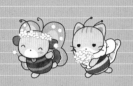
16

✦ 아이돌 가수 이름을 맞춰 볼까요?

ㅂ	ㅌ	ㅅ	ㄴ	ㄷ
ㅌ	ㅇ	ㅇ	ㅅ	
ㅅ	ㅂ	ㅌ		
ㄴ	ㅈ	ㅅ		
ㅈ	ㄹ	ㅂ	ㅇ	ㅅ ㅇ

정답		TIME
힌트	없음.☺	02:00

08

August

17

✦ 제시된 글자와 초성을 보고 사자성어를 완성해 보세요.

견 ㅁ ㅅ ㅅ

정답		TIME
힌트	필요한 것이 아니지만, 물건을 보면 갖고 싶어지는 마음입니다.	01:00

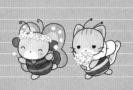

✦ 앞뒤 글자와 초성을 보고 끝말잇기를 완성해 보세요.

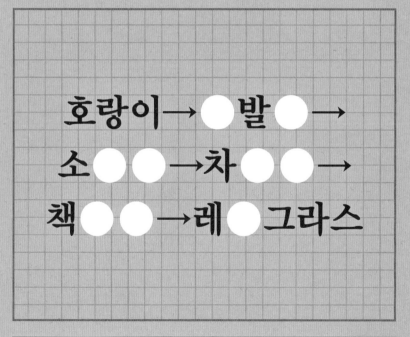

호랑이 → ⬤발⬤ →

소⬤⬤ → 차⬤⬤ →

책⬤⬤ → 레⬤그라스

정답	
힌트	없음.😊

TIME

02:00

✦ 끝말잇기를 해 볼까요?

솜사탕→⬤⬤육→
⬤개⬤→장⬤→
⬤이크→⬤레파⬤

정답		TIME
힌트	없음.☺	01:00

05
May
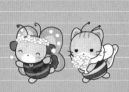
18

✦ 다음 글자와 초성에 맞는 사자성어를 써 보세요.

	前	ㄷ	미	ㅁ

정답		TIME
힌트	이전까지 전혀 들어본 적이 없는 놀라운 일이나 사건을 뜻하지요.	01:00

✦ 다음 문장에 나오는 숫자를 모두 더하면 얼마일까요?

광복절은 1945년 8월 15일에
우리나라가 일본으로부터
나라를 되찾은 것을
기념하는 날이며, 1949년에
국경일로 제정되었다.

정답		TIME
힌트	계산기 쓰고 싶으시죠? 연필 쥐고 세로셈을 해 봅시다.^^	01:00

05 May

19

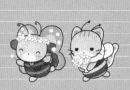
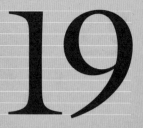

✦ 다음 중 '초록색'과 관련된 단어를 모두 골라 볼까요?

청소기, 장미꽃, 쑥떡,
참외, 오이, 까마귀,
나뭇잎, 떡볶이, 잔디밭

정답	
힌트	없음.☺

TIME
01:00

08

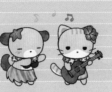

14

August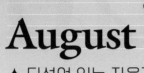

✦ 뒤섞여 있는 자음과 모음을 조합하여 사자성어를 완성해 보세요.

ㅁ	ㄹ	ㅊ	ㄱ	ㄹ	ㅇ
ㄱ	ㅂ				
ㅓ	ㅕ	ㅐ	ㅕ		

정답		TIME 02:00
힌트	마음이 깨끗하고 순수하다는 뜻으로 욕심이 없는 사람을 뜻합니다.	

05

May

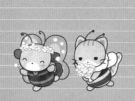

20

✦ 재치 퀴즈!

'음메~' 우는 소와
'멍멍' 짖는 개가 서로
머리를 부딪히면
세 글자로 뭘까요?

정답		TIME
힌트	없음.☺	02:00

✦ 가로, 세로, 대각선으로 3음절 세 단어를 찾아보세요.

역	지	바	소	동
풍	원	겨	울	잠
무	숭	앗	복	자
사	이	통	름	리
전	홍	상	작	정

정답	
힌트	눈을 크게 뜨세요.^^

TIME
01:00

05

May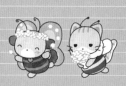

21

✦ '부부의 날'에 어울리는 사자성어입니다.
제시된 글자와 초성을 보고 완성해 보세요.

ㅂ ㄴ ㄱ 약

정답		TIME 01:00
힌트	백 년 동안의 아름다운 약속. '부부의 날'을 맞아 처음 시작할 때 다짐한 그 약속 떠올려 보면 어떨까요?	

✦ 같은 모양은 같은 수를 나타냅니다.
  ●, ■, ▲에 알맞은 수를 구해 보세요.

$$42+79=●$$

$$●÷11=▲$$

$$●-▲=■$$

정답	
힌트	없음.☺

TIME
03:00

05

May

22

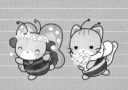

✦ 아래 단어들을 보고 공통적으로 연상되는
  단어를 맞춰 보세요.

프	랑	스		
눈	썹			
여	자			
도	난			

정답		TIME
힌트	루브르 박물관. ㅁㄴㄹㅈ.	01:00

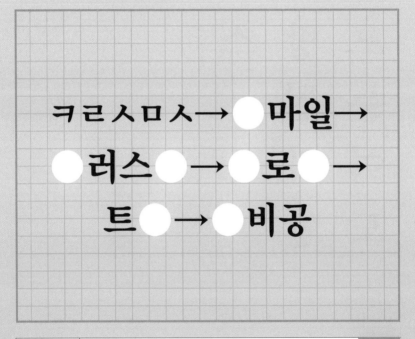
✦ 끝말잇기를 해 볼까요?

크르스므스 → ⬤마일 → ⬤러스⬤ → ⬤로⬤ → 트⬤ → ⬤비공

정답		TIME
힌트	없음.☺	01:00

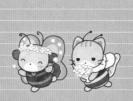

✦ 혹시 오늘 우울하다면, 이렇게 해 볼까요?

ㅂ	ㅅ		세		번
쯔	쯔	쯔!			

정답		TIME
힌트	어깨 쫙 펴고, 힘차게!	01:00

08

August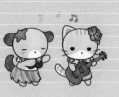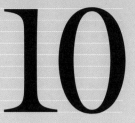

10

✦ 다음 낱말들을 보고 공통적으로 떠오르는 단어 한 개를 써 보세요.

동	굴		
밤			
드	라	큘	라
거	꾸	로	

정답		TIME
힌트	없음.☺	01:00

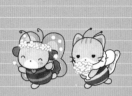

24

✦ 그림을 보고 속담을 맞춰 보세요.

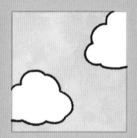 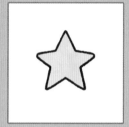 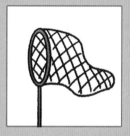

정답		TIME
힌트	원하는 것을 얻는 것이 매우 힘들고 불가능할 정도로 어려운 상황을 뜻합니다.	01:00

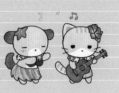
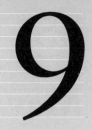

✦ 낱말의 첫 글자를 조합하여 한 단어를 만들어 보세요.

위도, 복주머니,
삼계탕, 더듬이

정답		TIME
힌트	옛 어른들은 이게 지나면 가을이 온다고 했죠	01:00

05
May
25

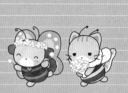

✦ 다음 글자들을 보고 사자성어를 맞춰 보세요.

	ㅁ	전	ㅅ	市

정답		TIME
힌트	찾는 사람이 많아 집 앞이 시장처럼 북적인다는 뜻입니다.	01:00

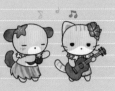

08

August

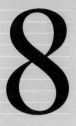

8

✦ 그림을 보고 제시된 초성에 맞는 속담을 써 보세요.

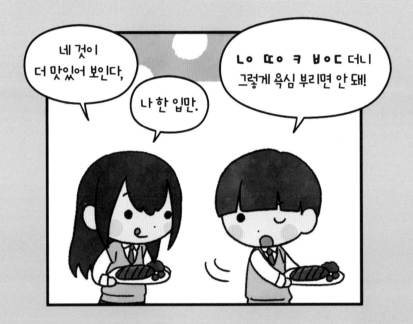

정답		TIME
힌트	내가 가진 것보다 남의 것이 더 좋아 보이는 마음을 뜻합니다.	01:00

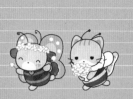

✦ 다음 초성에 맞는 채소들을 써 보세요.

ㅇ	ㅂ	ㅊ			
ㅅ	ㅊ				
ㅇ	ㅇ				
ㄱ	ㅈ				
ㅎ	ㅂ				

정답		TIME
힌트	없음.☺	01:00

08

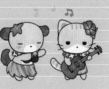

August

7

✦ 우리가 아는 단어 중 초성에 '시옷(ㅅ)'이 들어간 단어를 다섯 개 적어볼까요?

예) 수 저

정답		TIME
힌트	없음.☺	02:00

05

May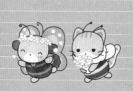

27

✦ 짝지어진 두 단어의 빈칸에 공통으로 들어가는 한 글자는 무엇일까요?

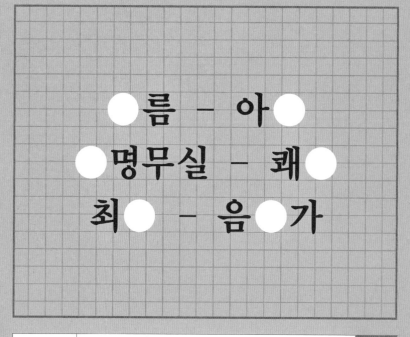

●름 - 아●

●명무실 - 쾌●

최● - 음●가

정답		TIME
힌트	없음☺	01:00

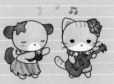
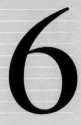
✦ 빙고게임판 안에서 네 글자의 사자성어를 찾아 보세요.

술	희	수	분
고	로	명	일
정	의	중	다
대	락	상	프

		TIME
정답		⏰
힌트	사람으로서 마땅히 지키고 행하여야 할 도리를 뜻합니다.	01:00

05
May
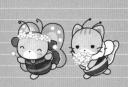
28

✦ 우리가 아는 단어 중 초성이 'ㄱㄱㄹ'로 이루어진
   세 글자 단어를 3개 적어 볼까요?

예) 갈 고 리

정답		
힌트	답을 보지 말고 스스로 떠올려 보세요. 곁에 있는 사람과 함께, 누가 먼저 세 단어를 찾는지 내기를 해도 재미있을 거예요!	TIME 02:00

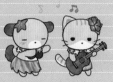 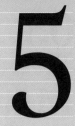
✦ 다음 빈칸에 공통으로 들어가는 한 글자는?

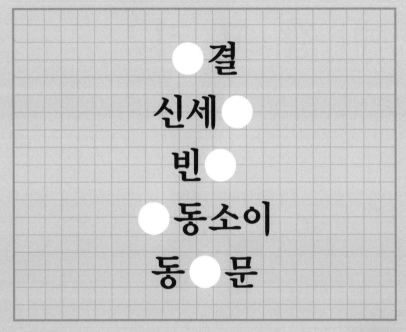

⬤ 결

신세 ⬤

빈 ⬤

⬤ 동소이

동 ⬤ 문

정답	
힌트	없음.☺

TIME

02:00

05

May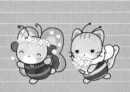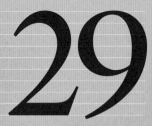

29

✦ 다음 빈칸에 공통으로 들어가는 한 글자는?

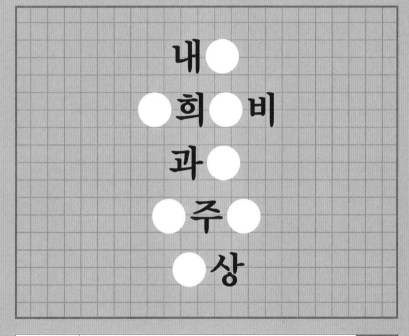

내〇

〇희〇비

과〇

〇주〇

〇상

정답	
힌트	없음.☺

TIME

02:00

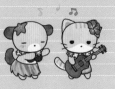

✦ 아래 낱말을 보고 공통적으로 연상되는 단어를
맞춰 보세요.

시원함, 여름,
흰색, 찰떡, 얼음

정답	
힌트	없음.☺

TIME
01:00

05

May

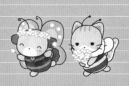

30

✦ 아래 낱말을 보고 공통적으로 연상되는 단어를
맞춰 보세요.

책상, 12, 숫자,
벽, 검정/파랑/빨강

정답		TIME
힌트	일정을 확인할 때 이것이 꼭 필요해요!	01:00

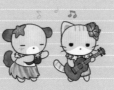
✦ 다음 문장의 빈칸에 알맞은 사자성어를 써 보세요.

> "드라마가 초반에는
> 재미있었는데, 갈수록
> ●●●●라
> 아쉽더라."

정답	
힌트	초성으로 ㅇㄷㅅㅁ입니다.

TIME
01:00

05
May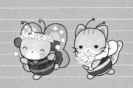

31

✦ 빈칸에 들어갈 숫자는 무엇일까요?

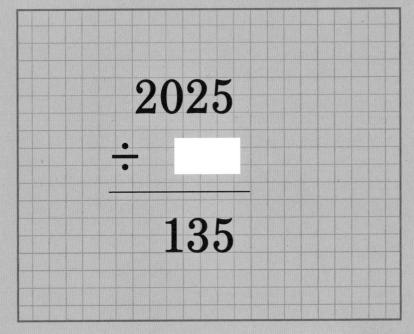

$$2025 \div \boxed{}$$

$$135$$

정답		TIME
힌트	암산이 잘 안 될 땐, 연필을 들고 써 봅시다.	02:00

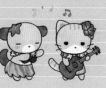
✦ 다음 초성에 맞는 사자성어를 써 보세요.

회 ㅈ 정 ㄹ

정답	
힌트	만나면 언젠가는 반드시 헤어진다는 뜻입니다.

TIME
02:00

06

June

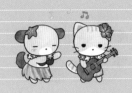

1

✦ 다음 제시어와 연관된 단어를 맞춰 보세요.

소	방	서		
ㄱ	ㄱ	ㅊ		
ㅂ	ㅎ	ㅂ		
ㅅ	ㅂ	ㄱ		

정답		TIME
힌트	없음.☺	01:00

08

August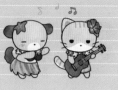

1

✦ 다음 초성에 맞는 속담을 써 보세요.

ㅇ		번		ㅉㅇ
안	ㄴ	ㅇ	ㄱ	ㄴ
ㄴ	ㅁ		없	다 .

정답		
힌트	불가능해 보이는 일도 포기하지 않고 계속하면 해낼 수 있다는 뜻입니다.	TIME 01:00

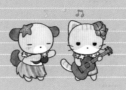
✦ 다음 초성에 맞는 속담을 써 보세요.

ㅁ	ㅎ	ㅁ	ㄷ	ㅇ
ㅊ	ㄴ		빚	
ㄱ	ㄴ	ㄷ.		

정답		TIME
힌트	사소한 말 한마디로 상대의 마음이 활짝 열리기도, 꽁꽁 닫히기도 한다는 지혜가 담긴 속담입니다.	01:00

07

July

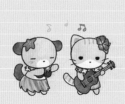

31

✦ 다음 단어들 중에서 '바닷가' 하면 떠오르는
단어를 모두 골라 볼까요?

냄비, 모래성, 솜사탕,
빗자루, 파라솔,
목도리, 수영,
등산, 튜브

정답		TIME
힌트	없음.☺	 01:00

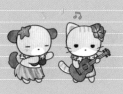

✦ 뒤섞여 있는 자음과 모음을 조합하여 사자성어를
완성해 보세요.

ㅅ ㅇ	ㄴ	ㅅ	ㅇ	ㅊ
ㅜ ㅏ	ㅠ	ㅓ		

정답		TIME 01:00
힌트	산속에서 맑은 물이 시원하게 흐르듯 자연스럽고 거침없이 유창한 말솜씨를 이렇다고 표현하지요.	

07
July

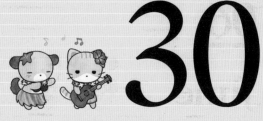

30

✦ 아래 낱말을 보고 공통적으로 연상되는 단어를
맞춰 보세요.

세시풍속, 이열치열, 삼계탕, 엄마의 손맛

정답	
힌트	1년 중 날씨가 가장 더운 날을 말해요!

TIME

01:00

06

June

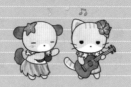

4

✦ 같은 숫자 찾기, 총 세 쌍을 찾아보세요.

43	65	58	99	12
63	81	56	38	53
78	68	57	51	23
33	12	37	63	73
92	19	17	56	91

정답		TIME
힌트	없음.☺	02:00

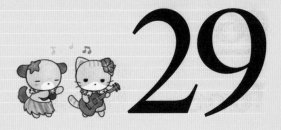

29

✦ 낱말의 첫 글자를 조합하여 한 단어를 만들어 보세요.

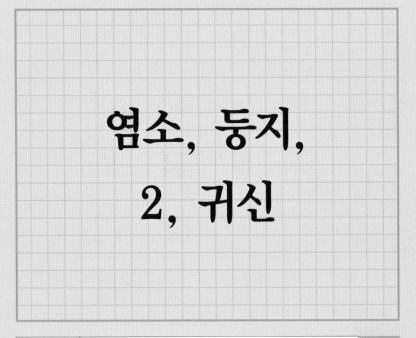

염소, 둥지,
2, 귀신

정답	
힌트	없음.☺

TIME
02:00

06

June

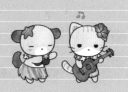

5

✦ 다음 한자와 초성을 보고 사자성어를 맞춰 보세요.

有 ㅂ 無 ㅎ

정답	
힌트	미리 준비하였다면 걱정할 일이 없다는 뜻입니다.

TIME

02:00

07

July

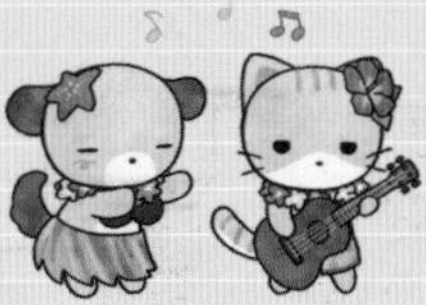

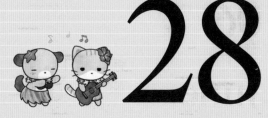

28

✦ 뒤섞여 있는 자음, 모음을 보고 사자성어를 완성해 보세요.

ㅇ	ㅅ	ㅅ	ㅇ		
ㅇ	ㄱ	ㅈ			
ㅏ	ㅡ	ㅜ	ㅡ		

정답	
힌트	○○장○. 첫 번째 글자와 두 번째 글자가 같아요.

TIME
02:00

06

June

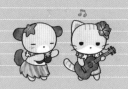
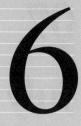

✦ 앞뒤 글자와 초성을 보고 끝말잇기를 완성해 보세요.

장미→●●→안ㅏ무●
→ㅇㄴㅅ→심ㅁㅇ→
안●→ㅈㄹ동화

정답	
힌트	없음.☺

TIME
01:00

07

July

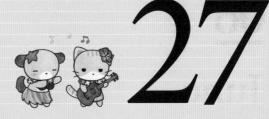

27

✦ 다음 빈칸에 공통으로 들어가는 두 글자는 무엇일까요?

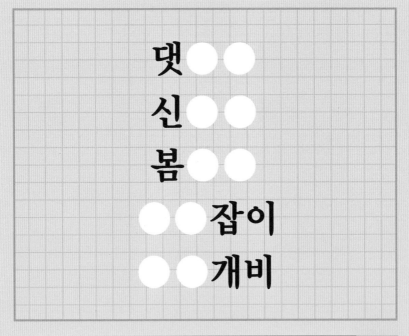

댓⬤⬤

신⬤⬤

봄⬤⬤

⬤⬤잡이

⬤⬤개비

정답		TIME
힌트	없음.☺	01:00

06
June

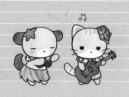

7

✦ 초성을 보고 문장을 완성해 보세요. 그리고
   힘차게 외쳐 볼까요!

"오늘 하루도

ㅎ ㅅ ㅇㄷ. ㅍㅇㅌ!"

정답		TIME
힌트	없음.☺	01:00

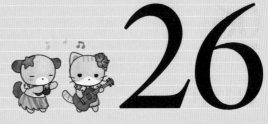

✦ 아래 낱말의 첫 글자를 조합하여 한 단어를 만들어 보세요.

치약, 요구르트, 마술, 참기름

정답		TIME
힌트	삼각김밥	02:00

06

June

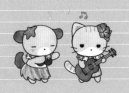

8

✦ 스피드 초성 퀴즈! 누가 누가 더 빨리 맞추는지
시합해 볼까요?

1. ㅃㅈㄴㅊㅍㄴㅂ

2. ㄷㄹㅁㅍㅅㄹㅅ

3. ㅇㅎㅅㅁㄱㅌㅇ

4. ㅇㅇㅅㅅㅇㅇㅊ

정답		TIME
힌트	없음.☺	02:00

07
July

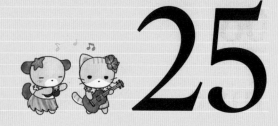

25

✦ 그림을 보고 속담을 맞춰 보세요.

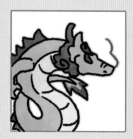 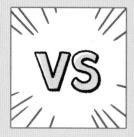 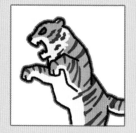

정답		TIME
힌트	'용과 범이 서로 싸운다'는 뜻으로 강자끼리의 싸움을 뜻합니다.	01:00

06

June

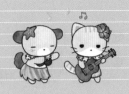

9

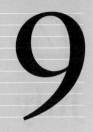

✦ 위인 초성 게임! 다음 말을 한 위인이 누구인지
직접 써 봅시다.

"신에게는 아직 열두 척의 전선이
남아 있습니다."

─ㅇㅅㅅ ㅈㄱ

"나는 천국에 가서도 마땅히
조국의 독립을 위해 힘쓸 것이오."

─ㅇㅈㄱ ㅇㅅ

정답		TIME
힌트	거북선, 도시락	01:00

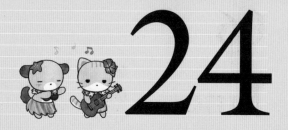

24

✦ 다음 단어들을 보고 떠오르는 한 단어를 써 보세요.

치	마	
다	리	미
번	데	기
할	머	니

정답		
힌트	없음.☺	

TIME

02:00

✦ 뒤섞여 있는 자음과 모음을 보고 사자성어를
완성해 보세요.

	ㅊ	ㄴ	ㅇ	ㅈ
	ㅂ	ㅂ	ㅊ	ㅅ
	ㅏ	ㅓ	ㅓ	ㅜ

정답	
힌트	여러 산이 겹쳐 있는 산속. 아주 깊은 산속을 뜻하기도 하고 어려운 일이 겹쳐 있는 상황을 뜻하기도 합니다.

TIME

01:00

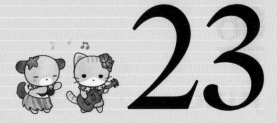

✦ 다음 글자와 초성에 맞는 사자성어를 완성해 보세요.

ㅇ 취 ㅇ ㅈ

정답		TIME
힌트	실력이 나날이 다달이 발전한다는 뜻입니다. "이 더위에도 훈련을 게을리하지 않더니, 실력이 OOOO하는구나!"	01:00

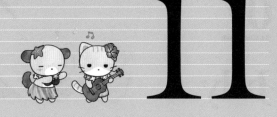

✦ 다음 빈칸에 공통으로 들어가는 한 글자는?

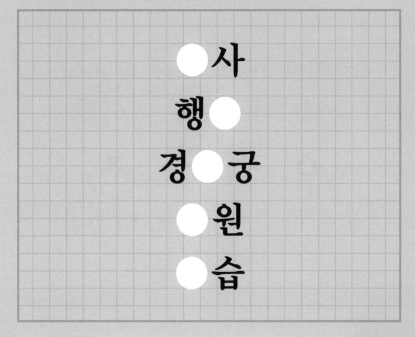

정답	
힌트	없음.☺

TIME
01:00

07

July

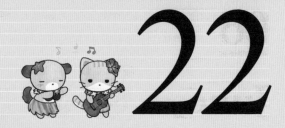

22

✦ 재치 퀴즈!

이렇게 더운 날엔 펭귄이
사는 남극으로 피서를
가고 싶네요. ^^
펭귄이 다니는 중학교,
고등학고, 대학교 이름은
무엇일까요?

정답	
힌트	없음.☺

TIME
02:00

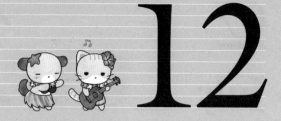
✦ 다음 초성을 보고 속담을 완성해 보세요.

ㅂ   좋 은
ㄱ ㅅ ㄱ .

정답		TIME
힌트	겉만 번지르르하고 실속이 없다는 뜻이지요.	01:00

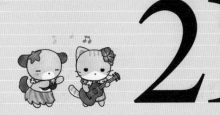

✦ 다음 글자와 초성을 보고 사자성어를 완성해 보세요.

ㅇ ㄱ 양 ㄷ

정답	
힌트	한 가지 일을 하여 두 가지 이익을 얻는다는 뜻입니다.

TIME
01:00

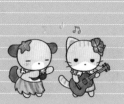

✦ 그림을 보고 제시된 초성에 맞는 속담을 써 보세요.

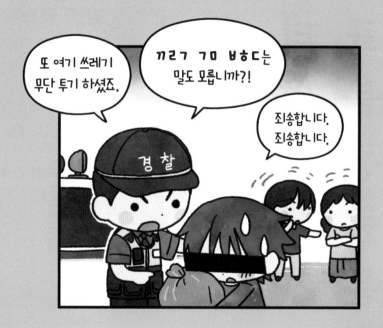

또 여기 쓰레기 무단 투기 하셨죠.

ㄲㄹㄱ ㄱㅁ ㅂㅎㄷ는 말도 모릅니까?!

죄송합니다. 죄송합니다.

경찰

정답	
힌트	나쁜 일은 몰래 해도 반복되면 결국 들킨다는 뜻입니다.

TIME

01:00

07

July

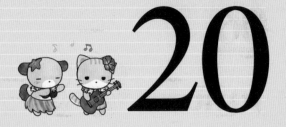

20

✦ 가로, 세로, 대각선으로 3음절 세 단어를 찾아보세요.

표	티	여	나	복
불	와	앗	드	갑
콩	자	반	들	름
큰	서	호	작	친
윤	가	수	족	관

정답		TIME
힌트	눈을 크게 뜨세요.^^	02:00

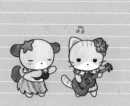

✦ 다음 초성을 보고 사자성어를 완성해 보세요.

ㄱ ㄹ ㅇ ㅅ

정답	
힌트	물건을 살 때는 ○○○○에 속지 말고 신중히 구매해야 해요.

TIME
01:00

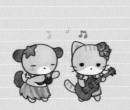

✦ 다음 빈칸에 공통으로 들어가는 한 글자는?

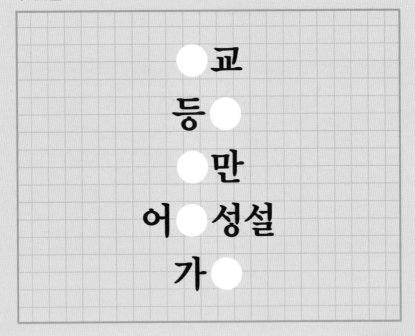

◯교

등◯

◯만

어◯성설

가◯

정답	
힌트	없음.☺

TIME
01:00

06

June

15

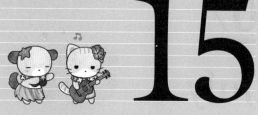

✦ 빙고 게임판 안에서 네 글자의 고사성어를 찾아 보세요.

기	금	돌	감
난	의	메	일
총	환	상	수
예	향	감	이

정답		TIME
힌트	성공하여 고향에 돌아온 사람에게 이렇게 말하지요.	01:00

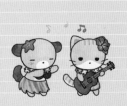

✦ 복잡한 계산을 해 볼까요? 1부터 100 사이에 있는 홀수들의 합은 얼마일까요?

$$1+3+5+7+9$$

$$\cdots$$

$$91+93+95+97+99$$

$$= \underline{\hspace{3cm}}$$

정답	
힌트	1부터 100까지 숫자 중 50개는 홀수겠죠? 맨 앞의 수와 맨 뒤의 수를 더해 보아요.

TIME

03:00

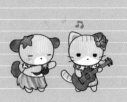

✦ 초식동물의 이름을 맞춰 볼까요?

ㅍ	ㄷ			
ㄴ	ㅌ			
ㅈ	ㅅ			
ㄱ	ㄹ	ㄹ		
ㅋ	ㄲ	ㄹ		

정답		TIME 02:00
힌트	덩치가 꽤 큰 동물들이에요.	

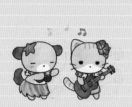

✦ 낱말의 첫 글자를 조합하여 한 단어를 만들어 보세요.

트럭, 다람쥐,
이불, 어항

정답		TIME
힌트	일 년 내내 하고 있지 않나요?^^	01:00

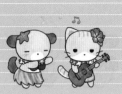
✦ 다음 초성을 보고 문장을 완성해 보세요.

자	식	이		부	모
의		ㄴ	ㄹ	ㅅ	ㄹ
반	만		닮	아	도
ㅎ	ㅈ	가		된	다
죠	.				

정답		TIME
힌트	없음.☺	01:00

07

July

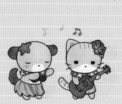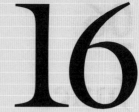

16

✦ 낱말의 첫 글자를 조합하여 한 단어를 만들어 보세요.

과수원, 제사,
철분, 일요일

정답		TIME
힌트	특정 계절에 먹으면 더 맛있는 것들이 있죠.	01:00

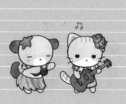

✦ 뒤섞여 있는 자음, 모음을 보고 고사성어를 완성해 보세요.

ㅇㅇㄹㅅㄹㅅㅇㄹㄴㅇㄹㄹ

ㅣㅣㅗㅗㅣㅗㅣㅗ

정답		TIME
힌트	일000 000노. 한 번 웃으면 젊어지고 한 번 화내면 늙어진다는 뜻으로, 웃는 것이 최고라는 말입니다.	02:00

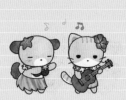

✦ 다음 초성에 맞는 속담을 써 보세요.

ㅇ		ㅅ	ㄱ	ㄹ
깨	물	어		
ㅇ		ㅇ	ㅍ	
ㅅ	ㄱ	ㄹ		
없	다	.		

정답		
힌트	삼남매가 각각 '나 사랑해?'라고 물으면 부모님은 모두를 사랑한다고 하죠.	TIME 01:00

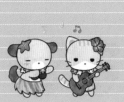

✦ 다음 초성을 보고 사자성어를 완성해 보세요.

ㅊ ㅈ ㅇ ㄱ

정답	
힌트	처음에 시작할 때의 모습을 끝까지 유지한다는 뜻입니다.

TIME
01:00

07
July
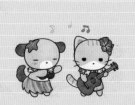

14

✦ 다음 단어들 중 빨간색과 연관된 것을 모두
골라 볼까요?

수박, 신호등, 공책,
귤, 컴퓨터, 지우개,
사과, 우체통, 옥수수

정답	
힌트	없음.☺

TIME

01:00

06
June

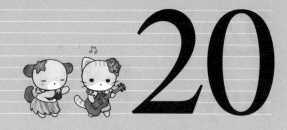

20

✦ 재치 퀴즈!

관절염 환자가 정말
싫어하는 악기가 있다고
해요. 무엇일까요?

정답		TIME
힌트	현악기	02:00

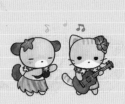

✦ 아래 낱말을 보고 공통적으로 연상되는 단어를
  맞춰 보세요.

별

박   하

치   과

양   치   질

막   대

정답		TIME
힌트	없음.☺	01:00

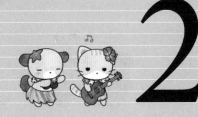

✦ 다음 초성에 맞는 속담을 써 보세요.

ㅅ		ㅅ		ㅂ	ㄹ
ㅇ	ㄷ	ㄲ	ㅈ		
ㄱ	ㄷ	.			

정답		TIME
힌트	한번 들인 버릇은 좀처럼 고치기 힘들고 어릴 때 버릇은 늙어서도 바꾸기 힘들다는 말로, 평생 가는 버릇이란 뜻입니다.	01:00

07

July

12

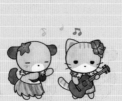

✦ 그림을 보고 제시된 초성에 맞는 속담을 써 보세요.

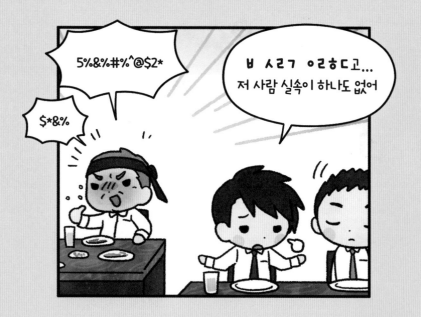

정답	
힌트	가진 것 없는 사람일수록 자기 자랑을 하고 허세를 부린다는 뜻입니다.

TIME

01:00

06

June

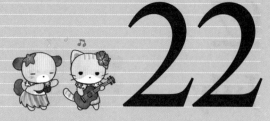

22

✦ 많이 속상한 일이 있나요? 눈을 감고 스스로에게 말해 주세요.

ㄱ ㅊ ㅇ

ㄱ ㅊ ㅇ

다 ㄱ ㅊ ㅇ.

정답		TIME
힌트	토닥토닥 위로의 한마디.	01:00

July

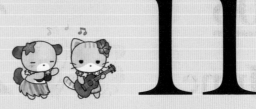

✦ 우리가 아는 단어 중 초성에 '티읕(ㅌ)'이 들어간 단어를
  다섯 개 써 볼까요?

예) 깃 털

정답		TIME
힌트	없음.☺	02:00

06
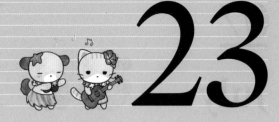

June

23

✦ 그림을 보고 속담을 맞춰 보세요.

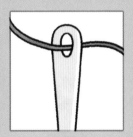 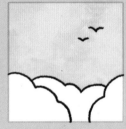 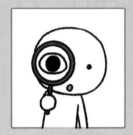

정답	
힌트	좁은 편견이나 생각으로 세상을 본다는 뜻, 자신이 갖고 있는 지식만 옳다고 생각하는 사람을 이렇다고 표현합니다.

TIME

01:00

07
July
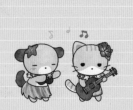
10

✦ 재치 퀴즈!

여름과 겨울에만 오는,
정말 무시무시한 비라죠?
이것은 무엇일까요?

정답	
힌트	고지서로 찾아옵니다. ^^

TIME

01:00

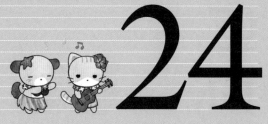

24

✦ 우리가 아는 단어 중 '쌍기역(ㄲ)'이 들어간 단어를 다섯 개 적어 볼까요? 글자 수는 관계없습니다.

예) 코 끼 리

정답		TIME
힌트	함께 있는 사람과 누가 더 빨리 찾나 내기하면 더욱 재미있습니다.	02:00

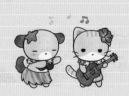
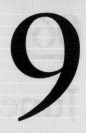

✦ 빈 칸에 공통으로 들어가는 한 글자는 무엇일까요?

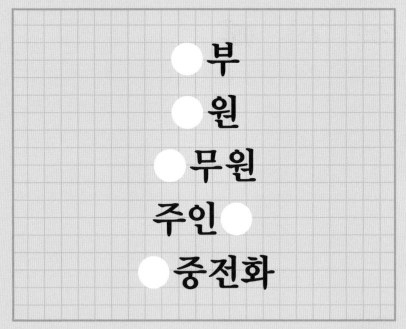

⬤부
⬤원
⬤무원
주인⬤
⬤중전화

정답	
힌트	없음.☺

TIME
01:00

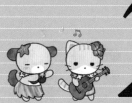

◆ 우리가 아는 단어 중 '쌍비읍(ㅃ)'이 들어간 단어도 다섯 개 적어 볼까요? 글자 수는 관계없습니다.

예) 아	빠			

		TIME
정답		
힌트	함께 있는 사람과 누가 더 빨리 찾나 내기하면 더욱 재미있습니다.	02:00

07

July

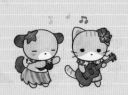

8

✦ 끝말잇기를 해 볼까요?

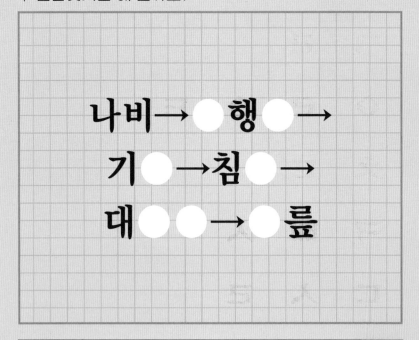

나비→●행●→
기●→침●→
대●●→●륙

정답		TIME
힌트	없음.☺	01:00

06
June

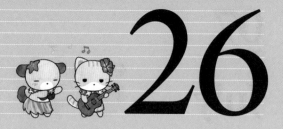

26

✦ 대자연을 누비는 야생동물의 이름을 맞춰 보세요.

ㄱ	ㄹ			
ㅇ	ㄹ	ㅇ	ㅌ	
ㅊ	ㅌ			
ㅋ	ㅃ	ㅅ		
ㄷ	ㅅ	ㄹ		

정답		TIME
힌트	없음.☺	01:00

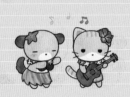

7

✦ 빙고게임판 안에서 네 글자의 고사성어를 찾아 보세요.

개	다	나	설
난	간	상	일
조	가	곡	수
상	활	하	주

		TIME
정답		🕐 02:00
힌트	난감하고 불행한 일이 잇따라 일어난다는 뜻입니다.	

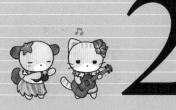

✦ 제주도 하면 떠오르는 것들입니다. 제시된 글자와
초성을 보고 맞춰 보세요.

ㄷ	ㅎ	ㄹ	ㅂ	
ㅇ	두	ㅇ	,	ㅇ 름
ㅎ	ㄹ	ㅅ	,	해 ㄴ
ㅈ	ㅂ	폭	ㅍ	
ㄱ	ㅅ	광		

정답		TIME
힌트	없음.☺	03:00

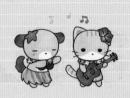
✦ 다음 초성에 맞는 속담을 써 보세요.

ㅂ ㅈ ㅈ 도

ㅁ ㄷ ㅁ

낫 다 .

정답	
힌트	쉬운 일이든 어려운 일이든 서로 힘을 합한다면 쉽게 해낼 수 있다는 뜻입니다.

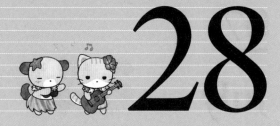

✦ 앞뒤 글자와 초성을 보고 끝말잇기를 완성해 보세요.

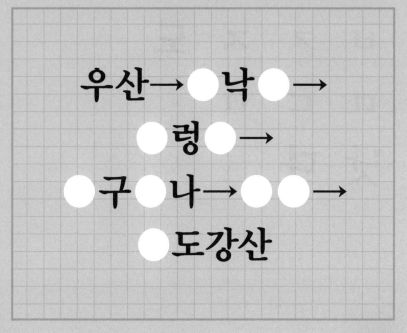

우산→⬤낙⬤→

⬤렁⬤→

⬤구⬤나→⬤⬤→

⬤도강산

정답		TIME
힌트	없음.☺	01:00

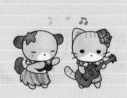
✦ 다음 글자와 초성에 맞는 사자성어를 써 보세요.

ㅈ 불 ㅇ 석

정답		
힌트	마음이나 상황이 불안하여 가만히 앉아 있지 못한다는 뜻. 집 떠난 자식을 생각하면 어머니는 온종일 이런 마음이겠네요.	TIME 01:00

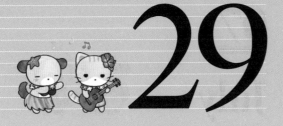
✦ 다음 초성과 한자에 맞는 사자성어를 완성해 보세요.

ㅂ 骨 ㅅ ㅅ

정답		
힌트	뼈가 가루가 되고 몸이 부서진다는 뜻으로, 할 수 있는 모든 노력을 다한다는 의미입니다.	TIME 02:00

07

July

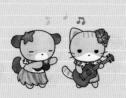

4

✦ 뒤섞여 있는 자음과 모음을 보고 사자성어를 맞춰 보세요.

ㅈ ㅅ ㅇ ㅇ ㅇ ㅇ

ㅓ ㅠ ㅏ ㅠ

정답		TIME
힌트	두 번째 글자와 세 번째 글자가 같습니다. 어른과 아이 사이에는 질서와 순서가 있다는 뜻이지요.	01:00

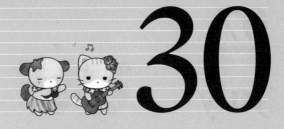

✦ 다음 빈칸에 공통으로 들어가는 한 글자는?

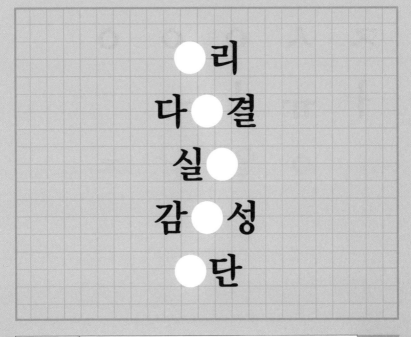

●리

다●결

실●

감●성

●단

정답		TIME
힌트	없음.☺	01:00

07

July

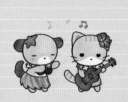

3

✦ 다음 초성에 맞는 사자성어를 써 보세요.

ㅇ 일 삼 ㅊ

정답		
힌트	하루가 삼 년과 같다는 뜻. 매우 애태우며 기다리는 상황을 일컬어요.	

TIME

01:00

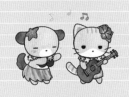

✦ 아래 낱말의 첫 글자를 조합하여 한 단어를
만들어 보세요.

고구려, 이빨,
상견례, 온도

정답	
힌트	없음.☺

TIME
01:00

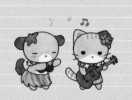

2

✦ 다음 제시어와 연관된 단어를 맞춰 보세요.

주	방		
ㅆ	ㅋ	ㄷ	
ㄴ	ㅈ	ㄱ	
ㅅ	ㅅ	ㅁ	
ㄱ	ㄹ		

정답		TIME
힌트	없음.☺	01:00